优质护理丛书

临床基础护理技术操作规范

主　编　丁炎明　张大双

编　者　（以姓氏笔画为序）

丁炎明　丁保玲　于　果　刘　娟　李　利
张大双　张剑锋　陈　青　周立华　郑　艳
袁　翠　高　慧　唐　鑫　崔　静　谭艳芬

U0389920

人民卫生出版社

图书在版编目（CIP）数据

临床基础护理技术操作规范/丁炎明,张大双主编.—北京:人民卫生出版社,2015

ISBN 978-7-117-21180-2

Ⅰ.①临… Ⅱ.①丁…②张… Ⅲ.①护理-技术操作规程 Ⅳ.①R472-65

中国版本图书馆 CIP 数据核字（2015）第 215761 号

人卫社官网　www.pmph.com	出版物查询，在线购书
人卫医学网　www.ipmph.com	医学考试辅导，医学数据库服务，医学教育资源，大众健康资讯

临床基础护理技术操作规范

主　　编：丁炎明　张大双
出版发行：人民卫生出版社（中继线 010-59780011）
地　　址：北京市朝阳区潘家园南里 19 号
邮　　编：100021
E - mail：pmph @ pmph.com
购书热线：010-59787592　010-59787584　010-65264830
印　　刷：北京画中画印刷有限公司
经　　销：新华书店
开　　本：710×1000　1/16　印张：9　插页：2
字　　数：171 千字
版　　次：2015 年 10 月第 1 版　2018 年 9 月第 1 版第 3 次印刷
标准书号：ISBN 978-7-117-21180-2/R·21181
定　　价：36.00 元

打击盗版举报电话：010-59787491　E-mail：WQ @ pmph.com
（凡属印装质量问题请与本社市场营销中心联系退换）

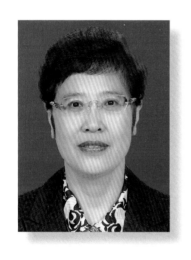

丁炎明，女，主任护师，硕士生导师。现任北京大学第一医院护理部主任。从事护理工作 30 余年，其专业领域为普外科、手术室、泌尿外科和造口伤口失禁护理及管理。曾分别于 2011 年、2013 年、2014 年短期在美国德克萨斯医学中心、德国柏林工业大学、英国皇家护理学院及美国霍普金斯医学中心学习医院管理。2014—2015 年在北京大学医学部"护理管理 EMBA 高级研修班"学习并毕业。组织并参与省部级研究课题多项，承担并负责院级课题数十项。负责组织本院护理科研团队申报课题并荣获中华护理学会科技奖一等奖。以第一作者在核心期刊发表论文 40 余篇，并获得 2008 年度《中国期刊高被引指数》生物类学科高被引作者前 10 名；主编 40 余部护理书籍。

现任中华护理学会副秘书长；中华护理学会第 24 届、25 届外科专业委员会主任委员；中华护理学会第 24 届、25 届造口伤口失禁专业委员会主任委员及中华护理杂志副总编辑；教育部高等学校护理学专业教学指导委员会专家；首届中国研究型医院学会评价与评估专业委员会委员；中华医学会医疗事故技术鉴定专家库专家；北京护理学会继续教育工作委员会主任委员；《中国护理管理》、《中华现代护理杂志》、《中国实用护理杂志》、《护理研究》、《护理学杂志》十余家护理核心期刊编委。

主编简介

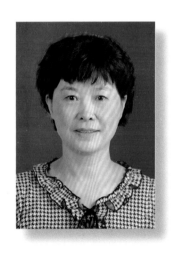

　　张大双，女，副主任护师。从事护理工作 30 余年，主要承担护士培训、护理教学和护理管理工作，尤其在护士培训方面有着丰富的经验。曾获得医院优秀党员和先进个人。主持撰写临床护理工具书籍多部；承担并参与多项院级科研基金；组织并参与全国卫生系统技能大赛并获全国银奖及北京市多个第一。以第一作者身份在核心期刊发表论文 10 余篇，并获得优秀论文奖。

　　现任中华护理学会北京分会院内感染专业委员会委员；北京市西城区医疗事故技术鉴定专家库成员。

序

北京大学第一医院（以下简称"北大医院"）创建于 1915 年，是我国最早创办的国立医院，也是国内首批建立的临床医学院之一。百年来，我院拥有一批国内的首创专业学科，如小儿科（1940 年）、泌尿外科（1946 年）、肾脏病专业（1950 年）、心血管（20 世纪 50 年代）、小儿神经专业（20 世纪 50 年代）等；在国内率先开展的手术和诊疗技术，如改进静脉麻醉（1951 年）、先心手术（20 世纪 50 年代）、肾移植（1960 年）、人工晶体植入术（1983 年）、冠心病介入性治疗（1986 年）等，为我国的医学事业作出了卓越的贡献。

北大医院护理伴随着医院的建立而发展，至今已走过百年。在北大医院的发展进程中，北大医院护理人秉承"厚德尚道"的院训，追求"水准原点"的愿景，为推动我国护理事业的发展作出了杰出贡献。

近年来，我院护理工作紧跟国家医药卫生体制改革步伐，紧扣"抓服务、重专科、促管理、强人才、定战略"工作思路，围绕护理管理、护理服务、护理专科、护理队伍建设的"四个中心"及优质护理服务的"一个重点"开展工作。在一系列重要举措的推进下，护理工作取得了丰硕的成果。2010 年，专科护理荣获首批国家级临床重点专科建设项目；2013 年，国家卫生和计划生育委员会委托第三方在全国 51 家大型三级甲等医院中进行住院患者满意度调查，我院"护理服务满意度"得分荣登榜首。护理服务已经成为医院的名片，使患者直接感受到护理服务的"专业与温度"。

作为北大医院的院长，非常欣喜地看到护理工作取得的优异成绩；同时也非常欣慰地看到护理团队将循证与传承有机结合，凝炼萃取出"名院名科专科护理工作指南丛书·北京大学第一医院系列""优质护理丛书"等一系列优秀作品。由我院护理部丁炎明主任担任总主编，组织临床护理专家及青年骨干进行编撰，总结了百年来护理工作的精髓，其内容突出科学性，注重实用性。

　　值此北大医院百年华诞之际，北大医院护理人以一系列高质量的专业著作向医院献礼，希望这些著作为全国广大护理工作者在临床护理、教学、科研等方面提供借鉴，为我国护理事业的发展贡献一份力量。最后，热烈祝贺这套丛书出版问世！

北京大学第一医院院长　　刘玉村

2015 年 8 月

前　言

　　护理学是一门以多学科理论为基础的应用学科，其理论性和实践性都很强。护理技术是护理学的重要组成部分，基础护理技术是护士从事临床护理工作必须熟练掌握的基本技能，是衡量护士专业素质和技术水平的重要指标；也是护士完成临床护理工作，防止护理差错，确保护理质量的重要保障。

　　北京大学第一医院是一所有着百年历史的三级甲等综合医院，医院以"三基三严"的工作标准，"水准原点"的学术追求享誉全国。依托医院的综合实力，一代又一代护理工作者，经过多年的实践与探索，根据临床工作需求，对护理技术操作规程不断完善和修订，技术水平日趋成熟，形成了自己的特色。

　　近年来，随着医学技术水平的不断发展，护理新理念、新知识和新技术不断涌现，对护士技术操作要求也提出了新的挑战。目前，国内尚未有统一的护理技术操作规程，为满足临床护理工作需要，保证护理技术操作的规范性及安全性，特编写《临床基础护理技术操作规范》一书，可作为临床护士"三基"培训及临床护理技术操作的指导用书。

　　全书共包括十一章，涉及临床常用的基础护理技术操作。本书以循证护理为依据，统一并规范了各项基础护理操作规程，系统阐述了操作目的、操作前评估、操作前准备，操作步骤及注意事项，力求将基础护理技术操作各环节透彻剖析，突出体现其科学性、先进性、实用性和可操作性，便于临床护士理解和掌握。

　　全体编者为撰写本书竭尽全力，但难免出现瑕疵为了进一步提高本书的质量，以供再版时修改，诚恳地希望各位读者、专家提出宝贵意见。

丁炎明　张大双

2015 年 8 月

目　录

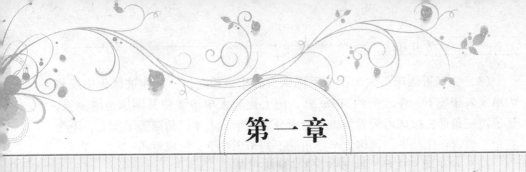

第一章

清洁与舒适

第一节 铺 床 术

一、备 用 床

【目的】

保持病室整洁，准备接收新患者。

【评估】

1. 评估患者

（1）病室内无患者进行治疗或进餐。

（2）告知患者操作的目的和方法，取得患者配合。

2. 评估环境　安静整洁，宽敞明亮，空气流通。

【操作前准备】

1. 人员准备　仪表整洁，符合要求。洗手，戴口罩。

2. 物品准备　清洁车上层放置床褥、大单、被套、棉胎或毛毯、枕芯、枕套，叠放整齐并按使用顺序放于车上。污衣袋、快速手消毒剂。

【操作程序】

1. 携用物推车至患者床旁。

2. 有脚轮的床，应先固定，调整床的高度。

3. 移开床旁桌，距离床约20cm。移床旁椅至于床尾正中处，椅背离床尾15cm，置铺床用物、棉胎或毛毯、床褥，连同枕芯一起于椅面上。

4. 检查床垫或根据需要翻转床垫。

5. 铺大单

（1）将大单中线对齐床面中线放于床褥上，将大单展开，顺序为床头、床尾、中间依次打开。

（2）铺大单床头：护士移至床头将大单散开平铺于床头。

（3）先铺近侧床头大单：一手将床头的床垫托起，一手伸过床头中线将大单塞入床垫下，在床头约30cm处，向上提起大单边缘使其同床边缘垂直，呈等边三角形，以床沿为界。将三角形分为两半，上半三角覆盖于床上，下半三角平整塞在床垫下，再将上半三角翻下塞于床垫下，形成直角。

（4）护士移至床尾，同步骤（3）铺床尾角。

（5）护士移至床中间处，两手下拉大单中部边缘，塞于床垫下。

（6）护士移至床对侧，同步骤（3）~（5）铺对侧大单。

6. 铺棉被或毛毯

（1）将被套中线对齐床面中线放于大单上，向床头侧打开被套、使被套上端距床头15cm，再向床尾侧打开被套，并拉平。

（2）将近侧被套向近侧床沿下拉散开，将远侧被套向远侧床沿散开。

（3）将被套尾部开口端的上层打开至1/3处。

（4）将棉胎放于被套尾端开口处，棉胎底边与被套开口边缘平齐。

（5）套被套：拉棉胎上缘中部至被套被头中部，充实远侧棉胎角于被套顶角处，展开远侧棉胎，平铺于被套内。

（6）充实近侧棉胎角于被套顶角处，展开近侧棉胎，平铺于被套内。

（7）护士移至床尾中间处，一手持被套下层底边中点、棉胎底边中点、被套上层底边中点于一点，一手展开一侧棉胎；两手交换，展平另一侧棉胎，拉平盖被。

（8）系好被套尾端开口处系带。

（9）折被筒：护士移至左侧床头，平齐远侧床沿，内折远侧盖被，再平齐近侧床沿，内折近侧盖被。

（10）护士移至床尾中间处，将盖被两侧平齐两侧床沿，内折成被筒状于床两侧，分别将盖被尾端塞于床垫下。

7. 将枕套套于枕芯外，四角充实、平整，系带。横放于床头，开口背对病室门。

8. 将床旁椅放回原处，保持床单位整齐美观。

9. 洗手，脱口罩。

【注意事项】

1. 符合铺床实用、耐用、舒适、安全的原则。

2. 床单中缝与床中线对齐，四角平整、紧扎。

3. 被头充实，盖被平整，两边内折对称。

4. 枕头平整、充实，开口背门。

5. 注意省时、节力。

6. 病室和患者单位环境整洁、美观。

二、暂 空 床

【目的】

1. 供新住院患者或暂时离床患者使用。

2. 保持病室整洁。

【评估】

1. 评估患者　是否可以暂时离床活动或外出检查。

2. 评估环境　病室内无患者进行治疗或进餐，清洁、通风。

【操作前准备】

1. 人员准备　仪表整洁，符合要求。洗手，戴口罩。

2. 物品准备　按备用床准备用物，必要时备一次性中单。

【操作程序】

方法一：改备用床为暂空床

1. 携用物推车至患者床旁。

2. 移开床旁椅放于床尾处，将枕头放于椅面上。

3. 将备用床的盖被上端向内折1/4，然后扇形三折于床尾，并使之平齐。

4. 根据病情需要，铺一次性中单。

5. 将枕头放回床头。

6. 移回床旁椅。

方法二：铺暂空床

1. 同备用床步骤1~7。

2. 护士于右侧床头，将备用床的盖被上端向内折1/4，然后扇形三折于床尾，并使之平齐。

3. 移回桌椅，洗手，脱口罩。

【注意事项】

1. 同备用床。

2. 用物准备符合患者病情需要。

三、麻 醉 床

【目的】

1. 便于接收和护理麻醉手术后患者。

2. 使患者安全、舒适，预防并发症。

3. 避免床上用物被污染，便于更换。

【评估】

1. 评估患者

（1）双人核对医嘱。

（2）核对床号、姓名、病历号和腕带（请患者自己说出床号和姓名）。

（3）评估患者病情和术后可能需要的抢救或治疗物品。

（4）告知患者操作的目的和方法，取得患者配合。

2. 评估环境 安静整洁，宽敞明亮。病室内无患者进行治疗或进餐，通风。

【操作前准备】

1. 人员准备 仪表整洁，符合要求。洗手、戴口罩。

2. 物品准备 清洁车上层放置床褥、棉胎或毛毯、大单、被套各1、枕芯2个（软硬各一）、枕套2个、一次性中单。根据患者病情、麻醉方式和麻醉后的苏醒情况准备。必要时准备：开口器、口咽通气道、压舌板、牙垫、治疗碗、手电筒。一次性氧气装置、血压计、听诊器、心电监护仪（根据医嘱）、输液架等。根据病情和手术名称准备手术后专科用物品如胃肠减压装置等。快速手消毒剂。

【操作程序】

1. 携用物推车至患者床旁。

2. 铺大单和一次性中单

（1）同备用床步骤5（1）~（3）。

（2）手术部位下铺一次性中单。

3. 铺棉被 同备用床步骤6（1）~（8）。

4. 护士于床尾向上反折盖被底端，齐床尾，系带部分内折整齐。

5. 将背门一侧盖被平齐床沿内折。

6. 将近门一侧盖被边缘向上反折，对齐床沿。

7. 将盖被三折叠于背门一侧。

8. 套枕套，同备用床步骤5，软枕横立于床头，硬枕纵放于三折盖被上，齐被头上缘。

9. 移回床旁椅。

10. 将用物放置于床旁桌上。

【注意事项】

1. 同备用床。

2. 护理术后患者的用物齐全，患者能及时得到抢救和护理。

四、卧有患者床

【目的】

1. 保持患者的清洁，使患者感觉舒适。

2. 观察病情，协助患者变换卧位，预防压疮和坠积性肺炎。

【评估】

1. 评估患者

（1）评估患者病情、意识状态、活动能力、配合程度等。

（2）告知患者操作的目的和方法，取得患者配合。

2. 评估环境

（1）同病室内无患者进行治疗或进餐等。

（2）酌情关闭门窗、按季节调节室内温度，必要时用屏风遮挡患者。

【操作前准备】

1. 人员准备 仪表整洁，符合要求。洗手，戴口罩。

2. 物品准备 清洁车上层放置大单、被套、枕套、床刷、床刷套，需要时备清洁衣裤、一次性中单，快速手消毒剂。

【操作程序】

1. 携用物推车至患者床旁，放于床尾正中处，距离床尾20cm左右。

2. 放平床。

3. 移患者至对侧，松开床尾盖被，将患者枕头移向对侧，并协助患者移向对侧，患者侧卧，背向护士。

4. 松近侧污单，从床头至床尾将床单和一次性中单拉出，塞于患者身下。

5. 取床刷，并套上床刷套，扫净近侧床褥。

6. 铺近侧清洁大单和一次性中单

（1）铺大单同备用床步骤5（1）~5（3）。

（2）铺一次性中单。

7. 移患者至近侧，协助患者平卧，将患者枕头移向近侧。患者侧卧，面向护士，躺卧于已铺好床单的一侧。

8. 松开对侧污单，护士转至床对侧，从床头至床尾将各层床单从床垫下依次拉出。放于护理车污物袋内。

9. 清扫对侧床褥。

10. 铺对侧清洁大单、一次性中单

（1）铺大单同备用床步骤5（1）~（3）。

（2）铺近侧一次性中单。

11. 摆体位，协助患者平卧，将患者枕头移向床中间。

12. 套被套同备用床步骤6。

13. 更换枕套。

14. 同备用床步骤7。

15. 铺床后处理

（1）移回床旁椅。

（2）根据天气情况和患者病情，取舒适体位，开窗通风。

（3）快速手消毒剂消毒双手。

【注意事项】

1. 同备用床。

2. 患者卧位安全，防止坠床，必要时加床栏。

3. 避免患者受凉。

4. 与患者进行有效沟通，满足患者身心需要。

第二节　协助患者进食水

【目的】

1. 满足患者营养成分摄入需要。

2. 给患者提供干净整洁的进食环境。

【评估】

1. 评估患者

（1）核对患者床号、姓名、病历号和腕带（请患者自己说出床号和姓名）。

（2）评估患者饮食类型、吞咽功能、咀嚼能力、口腔疾患、营养状况、进食情况、有无偏瘫、视力减退等。

（3）评估有无餐前、餐中用药，有无特殊治疗或检查。

（4）评估患者的病情、治疗情况、心理和意识状态、合作程度。

2. 评估环境　安静整洁，宽敞明亮。空气新鲜，适宜进餐。

【操作前准备】

1. 人员准备　仪表整洁，符合要求。洗手，戴口罩。

2. 物品准备　清洁车上层放置冲洗壶、洗手盆、肥皂、擦手纸、快速手消毒剂，以上物品符合要求，均在有效期内。清洁车下层放置医疗废物桶、生活垃圾桶。餐具、餐桌，必要时备屏风、便器。

【操作程序】

1. 协助患者洗手、漱口，必要时进行口腔护理。

2. 协助患者如厕或提供便器。

3. 协助患者采取舒适的进餐姿势　病情许可，可协助患者下床进餐；不便下床者，可安排坐位或半坐卧位，放置床上小桌进餐；卧床患者可安排侧卧位或仰卧位（头转向一侧），并给予适当支托。

4. 用餐巾围于患者胸前，以保持衣服和被褥的清洁。

5. 护士核对患者和饮食单，根据饮食单上饮食要求，协助配餐员分发饮食。

6. 鼓励患者自行进餐。对于特殊患者，应根据情况提供协助。

（1）鼓励卧床患者自行进食，并将食物、餐具放在患者易取到的位置，必要时给予帮助。

（2）不能自行进食者给予喂食。为避免呛咳，应将患者头部稍垫高并偏向一侧。喂食要求耐心，温度适宜，速度适中，固体和液体食物应轮流喂食。进流食患者，可用吸管吸吮。

（3）对双目失明或眼睛被遮盖的患者，应告诉患者喂食内容以增加食欲。若患者要求自己进食，可按时钟平面图放置食物，并告知方向、食品名称，利于患者按顺序摄取（如6点处放饭，12点、3点处放菜，9点处放汤）。

（4）对于需禁食或限量饮食的患者，告知原因，取得配合，并摆放提示牌，做好交接班。

（5）对增加饮水量者，告知饮水的目的和重要性。白天饮入一天总饮水量的3/4，以免夜间饮水多、增加排尿次数而影响睡眠。无法一次大量饮水时，可少量多次饮水，以保证液体的摄入。

（6）对限制饮水量者，告知限水的目的和饮水量，床边应有限水标记。

7. 进餐结束后，及时撤去餐具，整理床单位。

8. 督促和协助患者洗手、漱口，必要时做口腔护理。

9. 用快速手消毒剂消毒双手，推车回治疗室，按医疗废物分类处理原则处理用物。

10. 洗手，书写护理记录单，记录进食情况和患者反应等。

【注意事项】

1. 特殊饮食的患者，在进食前应仔细查对。

2. 协助患者进食过程中，护士应注意食物温度、软硬度和患者的咀嚼力；掌握好量、速度，遇到吞咽困难、呛咳、恶心、呕吐等，立即停止，防止误吸。

3. 操作过程中与患者沟通，给予饮食指导。

4. 自备饮食，需经护士检查，符合治疗饮食原则方可食用。

5. 需禁食或延迟进食的患者，应做好交接班。

第三节　口腔护理

【目的】

1. 使口腔清洁、湿润，使患者舒适，预防口腔感染和其他并发症。

2. 清除口腔异味、增进食欲。

7

3. 观察口腔黏膜、舌苔变化和特殊的口腔气味，提供病情的动态信息。

【评估】

1. 评估患者

（1）双人核对医嘱。

（2）核对床号、姓名、病历号和腕带（请患者自己说出床号和姓名）。

（3）告知操作目的和方法，取得患者合作。

（4）评估患者病情和年龄、意识状态和合作程度。

（5）观察口腔情况　在取得患者同意后，使用光源充足的手电筒为患者做口腔评估。如

1）口唇色泽、湿润度、有无干裂。

2）口腔黏膜的颜色，有无出血、溃疡。

3）牙龈有无红肿、出血。

4）舌苔颜色、湿润度，有无溃疡、肿胀和舌面积垢。

5）有无活动的义齿。

6）口腔有无异味、有无口臭。

7）患者如有义齿，护士应协助其取下，放于清水中浸泡（按义齿护理）。

2. 评估环境　安静整洁，宽敞明亮，关闭门窗，室温适宜，隔离帘遮挡。

【操作前准备】

1. 人员准备　仪表整洁，符合要求。洗手，戴口罩。

2. 物品准备　治疗车上层放置漱口杯、吸水管、污水碗、无菌棉签、消毒石蜡油、生理盐水、无菌镊子罐、快速手消毒剂；治疗盘内放无菌口腔护理包、治疗巾、手电筒、治疗本、清洁小毛巾，昏迷患者应准备舌钳和开口器。以上物品符合要求，均在有效期内。治疗车下层放置医疗废物桶、生活垃圾桶。准备盐水棉球：按无菌方法打开口腔护理包，将两个弯盘平放，用无菌镊子夹取弯盘内的镊子放于弯盘一侧边缘，清点棉球数目（12 个）。用镊子将压舌板和弯血管钳放于另一弯盘一侧边缘。打开生理盐水瓶（标明口护专用，注明开瓶日期、时间），向弯盘内倒入少许生理盐水润湿棉球。护士一手持镊子，一手持弯止血钳，夹取一个棉球，双手反方向拧棉球，用一个弯盘接水，棉球湿度以不滴液为宜，拧后的棉球放入另一个弯盘中，每个棉球拧水方法相同。用过的镊子和止血钳放回弯盘内，注意其上端露在弯盘外面，以免污染棉球。将弯盘内的水倒至污物碗中，然后重新扣盖在另一个弯盘上，将口腔护理包包布包好，放在治疗车上层备用。

【操作程序】

1. 核对患者床号、姓名、病历号和腕带（请患者自己说出床号和姓名）。

2. 协助患者右侧卧位或头转向护士，并为患者颌下铺治疗巾。

3. 打开口腔护理包，取出一个弯盘置于患者口角旁，协助患者用温开水漱口（能合作的患者），漱口同时应协助其将头抬起向弯盘处侧倾，漱口水吐于弯盘内，漱口后为患者擦净面部。将弯盘内的水倒入医疗废物桶内。

4. 开始第二次清点棉球数（12 个）。用弯止血钳夹取第 1 个棉球，嘱患者微闭口唇，用点擦法擦洗口唇，用过的棉球放于患者口角旁弯盘内。

5. 用镊子传递第 2 个棉球，另一手持压舌板轻轻撑开患者左侧颊部，从左侧沿牙齿纵向由内向门齿擦洗牙齿、牙龈、牙间隙，压舌板放于患者口角旁的弯盘内。

6. 夹取第 3 个棉球，嘱患者再次张嘴并咬合牙齿，用压舌板轻轻撑开左侧颊部，自内向外上下擦拭颊部，边擦边退压舌板。

7. 夹取第 4 个棉球，仍嘱患者张嘴并咬合牙齿，用压舌板轻轻撑开右侧颊部，从右侧沿牙齿纵向由内向门齿擦洗牙齿、牙龈、牙间隙。擦洗完毕，嘱患者闭上嘴休息。

8. 夹取第 5 个棉球，嘱患者张嘴并咬合牙齿，用压舌板轻轻撑开右侧颊部，自内向外上下擦拭颊部，边擦边退压舌板，嘱患者闭嘴休息，将压舌板放入患者口角旁弯盘中。

9. 夹取第 6 个棉球，由门齿向臼齿方向纵向擦洗左上内侧牙齿、牙龈、牙间隙，螺旋由内向外擦洗左上咬合面。

10. 夹取第 7 个棉球（方法同第 6 个棉球，擦洗左下内侧），由门齿向臼齿方向纵向擦洗左下内侧牙齿、牙龈、牙间隙，螺旋由内向外擦洗左下咬合面。

11. 夹取第 8 个棉球，由门齿向臼齿方向纵向擦洗右上内侧牙齿、牙龈、牙间隙，螺旋由内向外擦洗右上咬合面。

12. 夹取第 9 个棉球（方法同第 8 个棉球，擦洗右下内侧），由门齿向臼齿方向纵向擦洗右下内侧牙齿、牙龈、牙间隙，螺旋由内向外擦洗右下咬合面。

13. 夹取第 10 个棉球，横向擦洗硬腭。擦洗完毕，嘱患者闭嘴休息，并询问患者有无不适。

14. 夹取第 11 个棉球，横向擦洗舌面，纵向擦洗舌两侧。擦洗完毕，嘱患者闭嘴休息。

15. 夹取第 12 个棉球，擦洗舌下和口底，擦洗完毕，嘱患者闭嘴休息。

16. 操作过程中注意观察患者病情变化，适时询问有无不适，若患者口中水多，随时协助其吐出。

17. 再次清点棉球数目，确保棉球数目无误。

18. 将用过的弯盘、镊子和包布置于治疗车下层。将另一弯盘置于患者口角旁，协助漱口并擦嘴，将用过的弯盘和治疗巾放于治疗车下层。

19. 用手电筒再次检查患者口腔情况并检查有无棉球遗漏，若患者口唇干裂，适当擦涂石蜡油。

20. 取下颌下铺巾，协助患者取舒适卧位，整理床单位。询问患者有无不适。

21. 快速手消毒剂消毒双手，推治疗车回治疗室，按医疗废物分类处理原则处理用物。

22. 洗手，按要求书写护理记录单。

【注意事项】

1. 操作时动作轻柔，避免损伤口腔黏膜和牙龈。

2. 擦洗时棉球应包裹弯止血钳，前端夹紧，避免金属碰撞牙齿。

3. 擦洗腭部时，勿触及软腭，以免引起恶心。

4. 昏迷患者禁漱口，需用开口器时，应从臼齿处放入，不可用暴力助其张口。擦洗时需用止血钳夹紧棉球，每次 1 个，防止棉球遗留在口腔内。棉球不可过湿，以防患者误吸，发现痰多时要及时吸出。

5. 操作过程中，应观察口腔有无异常情况。

6. 义齿可用牙膏刷洗干净后用清水冲洗，冲刷时禁用热水或乙醇，以免义齿龟裂变形、变色和老化。若暂不用，可浸入（冷）清水中，每日晨护后更换（冷）清水一次。

7. 长期应用抗生素者，应观察口腔内膜有无霉菌感染。

8. 口腔清洗次数和所需棉球数量应以满足清洁患者口腔需要为准。

第四节　床上洗头

【目的】

1. 去除头皮屑和污物，清洁头发，减少感染机会。

2. 按摩头皮，促进头部血液循环和头发生长代谢。

【评估】

1. 评估患者

（1）核对患者床号、姓名、病历号和腕带（请患者自己说出床号和姓名）。

（2）评估患者的病情、治疗情况、心理和意识状态、合作程度。

（3）评估患者梳洗习惯、卫生情况、头发和头皮状态。

（4）向患者和家属解释操作目的和过程，取得患者配合。

2. 评估环境　安静整洁，宽敞明亮，室温适宜。

【操作前准备】

1. 人员准备　仪表整洁，符合要求。洗手，戴口罩。

2. 物品准备　治疗车上层放置治疗盘，内备眼罩或纱布、耳塞或棉球（以不吸水棉球为宜）、洗发液、梳子、别针、电吹风，治疗盘外备橡皮中单、浴巾、毛巾、橡胶马蹄形卷或自制马蹄形垫（可用洗头车代替）、冲洗壶、水壶（内盛40～45℃热水或按患者习惯调配）、脸盆或污水桶、快速手消毒剂，以上物品符合要求，均在有效期内。治疗车下层放置医疗废物桶、生活垃圾桶、洗头车。必要时备屏风、便器。

3. 环境准备　室温调节至24℃±2℃。

【操作程序】

1. 携用物推车至患者床旁，核对床号、姓名、病历号和腕带（请患者自己说出床号和姓名）。

2. 调节室温至24℃±2℃，必要时使用隔帘或屏风，按需给予便器。

3. 摇平床头，移去枕头，将橡皮中单和浴巾垫于患者头和肩下；松开患者衣领向内反折，将毛巾围于颈部，用别针固定。

4. 协助患者仰卧，上半身斜向床边，移枕于肩下，患者屈膝，可垫枕于两膝下。

（1）马蹄形垫洗头法：将马蹄形垫垫于患者后颈下，使患者颈部枕于马蹄形垫的突起处，头置于水槽中。马蹄形垫下端置于脸盆或污水桶中。

（2）洗头车洗头法：将洗头车置于床头侧边，安置患者斜角仰卧或侧卧，头部枕于洗头车的头托上，将接水盘置于患者头下。

5. 用眼罩或纱布遮盖双眼，用耳塞或棉球塞好双耳。

6. 洗发

（1）测试水温合适后，松开头发，用水壶倒温水或喷头冲淋温水充分湿润头发。

（2）取适量洗发液于掌心，均匀涂遍头发。

（3）用指腹揉搓头皮和头发，方向由发际至脑后部反复揉搓，同时用指腹轻轻按摩头皮。

（4）一手抬起头部，另一手洗净脑后部头发。

（5）使用梳子，除去落发。

（6）温水冲洗头发，直至冲净。

7. 洗发后，解下颈部毛巾，擦去头发水分，一手托患者头，一手撤去马蹄形卷或洗头车。取下眼部的眼罩或纱布和耳内的棉球。用毛巾包好头发，擦干面部。

8. 协助患者卧于床正中，将枕头移至头部。

9. 解下包头毛巾，擦干头发，用电吹风吹干头发，用梳子梳理整齐成形。

10. 协助患者取舒适卧位，整理床单位和用物。

11. 快速手消毒剂消毒双手，推车回治疗室，按医疗废物分类处理原则处理用物。

12. 洗手，记录执行时间和护理效果。

【注意事项】

1. 护士在为患者洗头时，应运用人体力学原理，身体尽量靠近床边，保持良好姿势，避免疲劳。

2. 洗头过程中，应注意观察患者病情变化，如面色、脉搏和呼吸的改变，如有异常情况，应停止操作。

3. 病情危重和极度衰弱患者不宜洗发。

4. 洗发时间不宜过久，避免引起患者头部充血或疲劳不适。

5. 操作过程中注意控制室温（24℃±2℃）和水温（43~45℃），避免打湿衣物和床铺，防止患者着凉。

6. 操作过程中注意保持患者舒适体位，保护伤口和各种管路，防止水流入耳和眼。

7. 洗头车注意事项

（1）为避免交叉感染，每次使用后要清洗洗头盆，并把污水箱内污水排出，彻底清洗。

（2）洗头前，注意水箱实际水位，避免干烧发生意外。

（3）洗头前，注意水箱实际温度，避免烫伤患者。

（4）洗头车不用时，应将水箱内的水放出。

第五节　协助沐浴

【目的】

1. 去除皮肤污垢，保持皮肤清洁，使患者舒适。

2. 促进皮肤血液循环，增强其排泄功能，预防感染和压疮等并发症。

3. 观察患者全身皮肤有无异常，为临床诊治提供依据。

【评估】

1. 评估患者

（1）双人核对医嘱。

（2）核对患者床号、姓名、病历号和腕带（请患者自己说出床号和姓名）。

（3）评估患者病情、意识和心理状态、自理能力、合作程度。

（4）评估患者肢体肌力和关节活动度、皮肤感觉、清洁度，皮肤有无异常改变。

（5）评估患者对保持皮肤清洁、健康相关知识的了解程度和要求等。

（6）向患者解释操作的目的、方法、注意事项和指导患者配合。

2. 评估环境　安静整洁，宽敞明亮，必要时遮挡。

【操作前准备】

1. 人员准备　仪表整洁，符合要求。洗手，戴口罩。

2. 物品准备　治疗车上层放置毛巾、浴巾、浴液、洗发液、清洁衣裤、拖鞋、快速手消毒剂，以上物品符合要求，均在有效期内。治疗车下层放置医疗废物桶、生活垃圾桶。

3. 环境准备　调节室温至24℃±2℃，水温保持在40～45℃。

【操作程序】

1. 携用物推车至患者床旁，核对床号、姓名、病历号和腕带（请患者自己说出床号和姓名）。

2. 协助患者将洗浴用具放于浴盆或浴室内易取处，并放置防滑垫。

3. 协助患者进入浴室，嘱其穿好防滑拖鞋，协助其脱衣裤。

4. 指导患者调节冷、热水开关和使用浴室呼叫器，不反锁浴室门。

5. 扶持患者进入浴盆。

6. 沐浴后协助患者移出浴盆或浴室，用浴巾帮其擦干皮肤，穿清洁衣裤。

7. 协助患者回病床，取舒适卧位，观察患者沐浴后反应。

8. 将洗浴用具归还原处，清洁浴室。

9. 快速手消毒剂消毒双手后推车回治疗室，按医疗废物分类处理原则处理用物。

10. 洗手，书写护理记录，记录沐浴时间、患者反应等。

【注意事项】

1. 沐浴应在进食1小时后进行，以免影响消化功能。

2. 妊娠7个月以上孕妇不宜盆浴，衰弱、创伤和心脏病需卧床休息的患者，均不宜盆浴和淋浴。

3. 注意室温和水温的调节，防止患者受凉或烫伤。

4. 浴室内应配备防跌倒设施（防滑垫、浴凳、扶手等）。

5. 向患者解释呼叫器的使用方法，嘱患者如在沐浴过程中感到不适应立即呼叫请求帮助。

6. 沐浴时不应用湿手接触电源开关，不要反锁浴室门。

7. 沐浴时入浴时间不可过久，防止发生晕厥、跌倒等意外。

8. 若遇患者发生晕厥，应迅速到位进行救治和护理。

第六节 床上擦浴

【目的】

1. 去除皮肤污垢，保持皮肤清洁，使患者舒适。

2. 促进皮肤血液循环，增强其排泄功能，预防感染和压疮等并发症。

3. 活动肢体，防止肌肉萎缩和关节僵硬等并发症。

4. 观察患者的一般情况，满足其身心需要。

5. 观察患者全身皮肤有无异常，为临床诊治提供依据。

【评估】

1. 评估患者

（1）双人核对医嘱。

（2）核对患者床号、姓名、病历号和腕带（请患者自己说出床号和姓名）。

（3）评估患者的病情、治疗情况、心理和意识状态、合作程度。

（4）评估患者肢体肌力和关节活动度、皮肤感觉、清洁度，皮肤有无异常改变。

（5）评估患者对保持皮肤清洁、健康相关知识的了解程度和要求等。

（6）向患者解释操作目的、方法，注意事项和指导患者配合。

2. 评估环境 安静整洁，宽敞明亮，必要时遮挡。

【操作前准备】

1. 人员准备 仪表整洁，符合要求。洗手、戴口罩。

2. 物品准备 治疗车上层放置患者自备物品（脸盆、毛巾、浴巾、浴皂、梳子）、护肤用品（润肤乳、爽身粉）、按摩油或膏、清洁衣裤、被服、快速手消毒剂、水桶内盛 50～52℃ 热水，以上物品符合要求，均在有效期内。治疗车下层放置医疗废物桶、生活垃圾桶。必要时备屏风、便器。

3. 环境准备 调节室温 24℃±2℃，关闭门窗，遮挡隔帘或屏风。

【操作程序】

1. 携用物推车至患者床旁，核对床号、姓名、病历号和腕带（请患者自己说出床号和姓名）。

2. 关闭门窗，遮挡隔帘或屏风，按需给予便器。

3. 协助患者移近护士，取舒适卧位。

4. 将脸盆中倒入热水约2/3满，水温保持45～50℃。

5. 根据病情放平床头和床尾支架，松开床尾盖被。

6. 擦洗面部和颈部

（1）将浴巾围在颈下，并将微湿的毛巾包于护士右手上，左手扶托患者头顶部，为患者洗脸和颈部。

（2）擦洗患者眼部，由内眦至外眦，并及时擦干。

（3）询问患者面部擦洗是否使用香皂。按顺序洗净并擦干前额、面颊、鼻翼、耳后、下颌直至颈部。

7. 擦洗上肢和手

（1）将浴巾铺于擦洗部位下方。为患者脱去上衣，先脱近侧，后脱远侧。如有肢体外伤或活动障碍，应先脱健侧，后脱患侧。

（2）将毛巾涂好香皂，擦洗患者上肢，直至腋窝，再用清水擦净，并用浴巾擦干。先洗对侧再洗近侧，注意洗净腋窝等皮肤褶皱处。

（3）协助患者将手浸于脸盆中，洗净并擦干。根据情况修剪指甲。

8. 擦洗胸、腹部

（1）根据需要换水。

（2）擦洗患者胸部乳房应环形用力，女患者注意乳房下皮肤褶皱处的清洁。

（3）擦洗腹部时，应以脐为中心，顺结肠走向擦洗，注意脐部和腹股沟皮肤褶皱处的清洁。

（4）擦洗过程中将浴巾盖于患者身上，保护隐私并避免着凉。

9. 擦洗背部

（1）协助患者取侧卧位，背向护士。

（2）依次擦洗后颈部、背部和腰臀部。擦洗后进行背部按摩。

（3）协助患者穿好清洁上衣。先穿对侧，后穿近侧；如有肢体外伤或活动障碍，应先穿患侧，后穿健侧。

10. 擦洗下肢、足部和会阴部

（1）根据需要换水。

（2）协助患者取平卧位。

（3）协助患者脱去裤子，将浴巾盖于患者下身。

（4）依次擦洗踝部、膝关节、股，洗净后彻底擦干。

（5）洗净并擦干会阴。

（6）协助患者将足置于盆内，浸泡后擦洗并擦干。根据情况修剪趾甲。

（7）协助患者穿好清洁裤子。

11. 协助患者涂抹润肤乳或爽身粉。骨隆凸处用按摩油或膏按摩。

12. 协助患者取舒适卧位，为患者梳头。观察患者沐浴后反应。

13. 整理用物，归还原处。

14. 快速手消毒剂消毒双手，推车回治疗室，按医疗废物分类处理原则处理用物。

15. 洗手，书写护理记录，记录沐浴时间、患者反应等。

【注意事项】

1. 饭后不宜立即擦浴，热水会刺激皮肤血管扩张，使消化系统血流减少，影响消化器官正常功能。

2. 擦浴时控制室温，注意保暖，保护隐私，尽量减少暴露。

3. 根据水温和擦洗部位，及时更换或添加热水。

4. 擦浴时动作敏捷、轻柔，减少翻动次数。通常于 15～30 分钟内完成擦浴。

5. 擦浴时注意与患者沟通，随时观察病情变化和皮肤情况，若出现寒战、面色苍白、脉速等情况时，应立即停止擦浴，给予相应处理。

6. 擦浴过程中，注意遵循节力原则。

7. 擦浴过程中，保护伤口和管路，避免伤口受压、管路打折或脱出。

第七节　会阴冲洗

【目的】

清洁会阴，预防感染。

【评估】

1. 评估患者

（1）双人核对医嘱。

（2）核对患者床号、姓名、病历号和腕带（请患者自己说出床号和姓名）。

（3）患者会阴部情况，患者合作程度。

2. 评估环境　安静整洁，宽敞明亮，温度适宜，30 分钟内无打扫。

【操作前准备】

1. 人员准备　仪表整洁，符合要求。洗手，戴口罩。

2. 物品准备　治疗车上层放置 0.25‰碘伏溶液、盛有 39～41℃温水的冲洗壶，无菌冲洗盘（无菌弯盘 2 个、无菌棉球 4 个、无菌镊子 2 把、纱布若干），检查垫，快速手消毒剂。以上物品符合要求，均在有效期内。治疗车下层放置医疗废物桶、生活垃圾桶。患者自备便盆。

【操作程序】

1. 解释操作目的，保护患者隐私，消除紧张，取得患者合作。

2. 嘱患者排空膀胱，取屈膝仰卧位，床上垫检查垫，协助患者脱去一侧裤腿，两腿分开，暴露会阴，臀下垫便盆。

3. 快速手消毒剂消毒双手。

4. 打开无菌冲洗盘，将2个弯盘分开，一个弯盘中放1把镊子、3个棉球，另一个弯盘中放纱布、1个棉球和1把镊子。

5. 左手持用盛39~41℃温水的冲洗壶，嘱患者鼓起腹部，冲阴阜。

6. 右手持第一把镊子分别夹取3个棉球，边冲边擦，顺序为：对侧腹股沟、大小阴唇至近侧腹股沟、大小阴唇至阴蒂、尿道口、阴道口、肛门。用过的棉球置于便盆内。

7. 将第一把镊子和空弯盘置于治疗车下层。

8. 左手持0.25‰碘伏溶液，右手持第二把镊子夹取最后一个棉球，分开左右小阴唇，用碘伏冲洗，用过的棉球置便盆内。

9. 夹取无菌纱布将腹股沟和臀部的液体擦干，将弯盘和镊子放至治疗车下层。

10. 撤除便盆和检查垫。

11. 快速手消毒剂消毒双手。

12. 推车回治疗室，整理用物。

【注意事项】

1. 注意保暖，注意保护患者隐私。

2. 操作过程中要按顺序，不可反复擦拭，如果未擦干净可更换新棉球增加擦洗次数。

3. 操作时动作轻柔，避免或减轻患者的不适。

4. 冲洗时避免浸湿患者的衣服。

第八节 尸体护理

【目的】

1. 维护良好的尸体外观，易于识别。

2. 安慰家属，减轻哀痛。

【评估】

1. 评估患者

（1）双人核对医嘱。

（2）核对患者床号、姓名、病历号和腕带。

（3）评估尸体皮肤清洁程度、伤口情况、治疗管路等。

（4）通知死者家属并向丧亲者解释尸体护理的目的、方法、注意事项和配合要点。

2. 评估环境 安静整洁，宽敞明亮。

【操作前准备】

1. 人员准备 仪表整洁，符合要求。洗手，戴口罩。

2. 物品准备 治疗车上层放置血管钳、剪刀、汽油、绷带、未脱脂棉球、手套、梳子、尸袋或尸单、衣裤、袜、鞋等；有伤口者备换药敷料，必要时备隔离衣，擦洗用具、快速手消毒剂，以上物品符合要求，均在有效期内。治疗车下层放置医疗废物桶、生活垃圾桶。必要时备屏风。

【操作程序】

1. 携用物推车至床旁，拉上隔帘或屏风遮挡。

2. 撤去治疗用品（如输液管、氧气管、导尿管等）。

3. 将床放平，使尸体仰卧，脱去衣裤，头下垫一枕，双臂放于身体两侧，用大单遮盖尸体。

4. 洗脸，协助闭上眼睑；不能闭合者，可用毛巾湿敷或于上眼睑下垫少许棉花，使上眼睑下垂闭合。嘴不能闭紧者，轻揉下颌，或用绷带托住。如有义齿代为装上，为死者梳理头发。

5. 用血管钳夹取棉花分别填塞口、鼻、耳、肛门、阴道等孔道。

6. 依次擦净上肢、胸、腹、背、臀和下肢；如有胶布痕迹，用汽油擦净；有伤口者，更换敷料；有引流管者，应将引流管拔出后缝合伤口或用蝶形胶布封闭并包扎；用剪刀剪去手腕部的腕带。

7. 为死者穿上衣裤，撤去大单。

8. 通知太平室工作人员至病房。

9. 太平室工作人员把尸体放进尸袋里拉锁拉好，也可用尸单包裹尸体，须用绷带在胸部、腰部、踝部牢固固定。移尸体于平车上，盖上大单，送往太平间，置于停尸屉内。

10. 清洁、消毒、处理床单位和用物。

11. 快速手消毒剂消毒双手，推车回治疗室。

12. 洗手，整理病历，完成各项记录，停止医嘱，注销各种执行单，按出院手续办理结账。

13. 清点患者遗物交家属。

【注意事项】

1. 必须得到家属许可后，方可进行尸体护理。

2. 在向家属解释过程中，沟通的语言要体现对死者家属的关心和体贴。

3. 患者死亡后应及时进行尸体护理，以防尸体僵硬。

4. 尊重死者，严肃、认真作好尸体护理工作。

5. 传染病患者的尸体应使用消毒液擦洗，并用消毒液浸泡的棉球填塞各孔道，尸体用尸袋或尸单包裹后装入防水的袋中，并作传染标识。

6. 如无家属在场，应由两名护士清点死者遗物，列单交给护士长妥善保管，以便日后交还家属或所在单位。

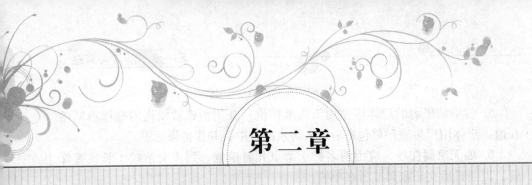

第二章

饮食与排泄

第一节 鼻 饲 术

【目的】

为不能经口进食的患者从胃管内灌注流质食物，保证患者摄入足够的营养、水分和药物。

【评估】

1. 评估患者

（1）双人核对医嘱。

（2）核对床号、姓名、病历号和腕带（请患者自己说出床号和姓名）。

（3）评估患者病情、意识状态、合作程度，有无插胃管经历。

（4）告知患者鼻饲目的、注意事项和配合要点，以取得患者合作。

（5）有义齿或戴眼镜者操作前应取下，妥善放置。

（6）对于昏迷患者，若家属在床旁，可向其家属解释，以获得支持。

（7）使用光源充足的手电筒检查患者鼻腔状况，包括鼻黏膜有无肿胀、炎症，有无鼻中隔偏曲和息肉等，既往有无鼻部疾患，鼻呼吸是否通畅。

2. 评估环境　安静整洁，宽敞明亮，关闭门窗，室温适宜，隔离帘遮挡。

【操作前准备】

1. 人员准备　仪表整洁，符合要求。洗手，戴口罩。

2. 物品准备　操作台上放置无菌包或鼻饲包、消毒石蜡油、无菌纱布、无菌镊子、无菌镊子罐和持物钳。治疗车上层放置清洁盘内放 50ml 注射器、一次性胃管 2 根、清洁治疗巾 1 块、无齿止血钳 1 把、无菌棉签、胶布、手套、听诊器、压舌板、温开水、鼻饲液、快速手消毒剂，以上物品符合要求，均在有效期内。治疗车下层放置医疗废物桶、生活垃圾桶。检查鼻饲液有无变质过期，水温保持 38～40℃。

3. 准备鼻饲盘　在操作台上打开无菌包外包装，用无菌持物钳将两个弯盘平放于外包装上，用无菌镊子夹取弯盘内的镊子置于弯盘一侧边缘。打开无菌纱布外包装，用弯盘内的镊子取出纱布，放于弯盘内，外包装弃于生活垃圾桶内，将消毒石蜡油倒于其中一块纱布上，用略大的弯盘扣于另一个弯盘上，用外包布包裹，放置于治疗车上的治疗盘内备用。

【操作程序】

1. 核对床号、姓名、病历号和腕带（请患者自己说出床号和姓名）。如戴眼镜或义齿，应取下妥善放置。

2. 灌注鼻饲液前，患者取半卧位或坐位。无法坐起者取右侧卧位，头颈部自然伸直。将治疗巾围于患者颌下，并将弯盘置于口角旁。选择通畅一侧，用棉签清洁。

3. 插胃管

（1）备胶布 2~3 条。

（2）打开鼻饲包，取出胃管和 50ml 注射器（针头放入锐器桶）放入弯盘内，外包装弃于生活垃圾桶内。

（3）测量胃管插入长度，并作一标记，方法为自前额发际至剑突的距离，或自鼻尖经耳垂至剑突的距离。或者参照胃管上刻度，保证胃管前端达到胃内，一般成人插入长度为 45~55cm。

（4）检查胃管是否通畅，用石蜡油润滑胃管前段。用止血钳夹闭胃管的末端。

（5）一手持纱布托住胃管，另一手持镊子夹住胃管前段，沿选定的一侧鼻孔缓缓插入鼻腔至 10~15cm（咽喉部），嘱患者做吞咽动作，同时顺势将胃管轻轻插入至预定长度。

（6）昏迷患者的插管：插管前先协助患者去枕、头向后仰，当胃管插入约 15cm 时，左手将患者头部托起，使下颌靠近胸骨柄，将胃管沿后壁滑行缓缓插至预定长度。

（7）验证胃管是否在胃内

1）用注射器抽吸，见胃内容物。

2）向胃管内注入 10ml 空气，用听诊器在左上腹部听到气过水声。

3）将胃管末端放入盛水治疗碗内，无气泡逸出。

（8）证实后将胃管末端封帽盖好，用胶布固定胃管于鼻翼两侧和面颊部。

4. 灌注鼻饲液，接注射器于胃管末端，先回抽，见有胃内容物抽出，再注入温开水 20ml。遵医嘱缓慢灌注鼻饲液或药物，鼻饲毕，再次用注射器抽取 20ml 温开水冲洗胃管，将胃管尾端的封帽盖好，取下治疗巾放于治疗车下层，将胃管盘好放于患者胸前兜内。

5. 鼻饲后维持原卧位 20~30 分钟，观察患者病情及有无不适，并告知注意事项，整理床单位。

6. 快速手消毒剂消毒双手，推车回治疗室，按医疗废物分类处理原则处理用物。

7. 洗手，书写护理记录单。

停止鼻饲：

1. 核对医嘱和患者床号、姓名、病历号和腕带（请患者自己说出床号和姓名）。

2. 抬高床头取半卧位。

3. 戴手套，弯盘置于患者口角旁，轻轻揭去固定胃管的胶布，用纱布包裹贴近鼻孔处的胃管，嘱患者深呼吸，在患者呼气时拔管，边拔管边用纱布擦拭胃管，到咽喉处快速拔除。将胃管盘绕在纱布中，置于弯盘内。

4. 脱去手套，用棉签清洁患者鼻腔，擦净胶布痕迹，协助患者取舒适卧位。

5. 按医疗废物分类处理原则处理用物，洗手。

【注意事项】

1. 护患之间进行有效的沟通，可以减轻插入胃管时给患者和家属带来的心理压力。

2. 插管时动作轻柔，避免损伤食管黏膜。

3. 插管过程中，若插入不畅，应检查胃管是否盘在口中；若插管中患者出现呛咳、呼吸困难、发绀等情况，表示误入气管，应立即拔出。

4. 每次灌食前应检查并确定胃管是否在胃内，并注意灌注速度、温度、容量；每次鼻饲量不超过 200ml，水温 38～40℃，间隔时间不少于 2 小时。

5. 每天检查胃管插入深度，并检查患者有无胃潴留，每次灌注鼻饲前，抽吸并测量胃内残留量，若胃内容物超过 150ml，应通知医生减量或暂停鼻饲。

6. 鼻饲混合流食，应当间接加温，防蛋白凝固。

7. 鼻饲给药时，应先研碎溶解后灌入，灌入前后应用 20ml 生理盐水或温开水冲洗导管。

8. 长期鼻饲者，每日进行口腔护理，普通胃管每周更换 1 次，硅胶胃管每月更换 1 次。

第二节 大量不保留灌肠

【目的】

1. 为手术、分娩或者检查的患者进行肠道准备。

2. 刺激患者肠蠕动，软化粪便，解除便秘，排出肠内积气，减轻腹胀。

3. 稀释和清除肠道内有害物质，减轻中毒。

4. 灌入低温液体，为高热患者降温。

5. 经肠道给药。

【评估】

1. 评估患者

（1）双人核对医嘱。

（2）核对床号、姓名、病历号和腕带（请患者自己说出床号和姓名）。

（3）评估患者的病情和年龄，意识状态、合作程度和排便情况。

（4）告知灌肠的目的和方法，取得患者的配合。

2. 评估环境 安静整洁，宽敞明亮。关闭门窗，室温适宜，隔离帘遮挡。

【操作前准备】

1. 人员准备 仪表整洁，符合要求。洗手，戴口罩。

2. 物品准备 治疗车上层放置铺清洁治疗盘，治疗盘内放置灌肠液（生理盐水或0.2%~0.5%肥皂水500~1000ml，温度39~41℃）、一次性灌肠器、肛管置于弯盘中；治疗盘外放置石蜡油、血管钳、棉签、一次性中单、卫生纸、快速手消毒剂；以上物品符合要求，均在有效期内。治疗车下层放置医疗废物桶、生活垃圾桶、便盆（可患者自备）。

【操作程序】

1. 核对床号、姓名、病历号和腕带（请患者自己说出床号和姓名）。

2. 关闭门窗，用隔帘或屏风遮挡患者。协助患者取左侧卧位，双腿屈曲，裤子退至膝部，臀部移至床沿，铺一次性中单于臀部；不能控制排便的患者可取仰卧位，臀下垫便器；盖好盖被，只暴露臀部。

3. 将灌肠筒挂于输液架上，筒内液面高于肛门40~60cm。

4. 戴手套，连接肛管，在肛管前端涂石蜡油，排尽管内气体，见液体流出后，用止血钳夹闭橡胶管。

5. 一手分开臀部，暴露肛门口，嘱患者张口深呼吸，另一手将肛管轻轻插入直肠，成人7~10cm，小儿4~7cm，固定肛管，放开血管钳，灌肠溶液液面比肛门高40~60cm，开放橡胶管，使液体缓缓流入。观察筒内液体下降和患者反应。患者有便意或感到腹胀，指导患者做深呼吸，同时适当降低灌肠筒的高度，减慢流速。

6. 待溶液将要灌完时，夹紧肛管，用卫生纸包裹肛管，一手持卫生纸抵住肛门，另一手轻轻拔出肛管放入弯盘内，擦净肛门。

7. 嘱患者平卧，忍耐5~10分钟后排便。不能下床者，给予便器，将卫生纸、呼叫器置于易取处。

8. 观察大便性状。

9. 撤除一次性中单，整理床单位、清理用物，洗手，做好记录。

【注意事项】

1. 急腹症、妊娠早期、消化道出血患者禁止灌肠；肝性脑病患者禁用肥皂水灌肠；伤寒患者灌肠量不能超过500ml，液面距肛门不得超过30cm。

2. 据医嘱和评估结果，准确掌握灌肠溶液的温度、浓度、流速、压力和液量。

3. 指导患者如有心慌、气促等不适症状，立即平卧，避免意外。

4. 灌肠过程中注意观察病情，若患者出现面色苍白、出冷汗、剧烈腹痛、脉速、心慌、气急、应立即停止灌肠，并及时通知医生进行处理。

5. 对患者进行降温灌肠，灌肠后保留30分钟后排便，排便后30分钟测体温。

第三节　小量不保留灌肠

【目的】

1. 刺激患者肠蠕动，软化粪便，解除便秘。

2. 排出肠道内气体，减轻腹胀。

【评估】

1. 评估患者

（1）双人核对医嘱。

（2）核对床号、姓名、病历号和腕带（请患者自己说出床号和姓名）。

（3）评估患者的病情和年龄，意识状态、合作程度和排便情况。

（4）告知患者灌肠的目的和方法，取得患者的配合。

2. 评估环境　安静整洁，宽敞明亮。关闭门窗，室温适宜，隔离帘遮挡。

【操作前准备】

1. 人员准备　仪表整洁，符合要求。洗手，戴口罩。

2. 物品准备　准备注洗器或小容量灌肠筒，余同大量不保留灌肠用物。常用灌肠液为"1.2.3."溶液（50%硫酸镁30ml、甘油60ml、温开水90ml）、甘油50ml加等量温开水。

【操作程序】

1. 同大量不保留灌肠1~3。

2. 戴手套，将弯盘置于患者臀旁，润滑一次性灌肠器管路前段，排气，用血管钳夹紧。

3. 一手分开肛门，暴露肛门口，嘱患者深呼吸，另一手将肛管轻轻插入直肠 7 ~ 10cm。

4. 固定肛管，松开血管钳，缓缓注入溶液，注毕夹管，取下注洗器再吸取溶液，松夹后再行灌注，如此反复直至溶液注完。如用小容量灌肠筒，液面距肛门低于 30cm。

5. 嘱患者平卧，尽量保留溶液 10 ~ 20 分钟。

6. 撤除一次性中单，整理床单位、清理用物，做好记录。

7. 洗手，观察用药后的效果并记录。

【注意事项】

1. 每次抽吸灌肠液时，应反折肛管，以防空气进入肠道，造成腹胀。

2. 注入灌肠液的速度不可过快，压力宜低，如为小容量灌肠筒，筒内液面距肛门的距离应低于 30cm。

第四节 保留灌肠

【目的】

1. 镇静、催眠。

2. 治疗肠道感染。

【评估】

1. 评估患者

（1）双人核对医嘱。

（2）核对床号、姓名、病历号和腕带（请患者自己说出床号和姓名）。

（3）评估患者的病情和年龄，意识状态、合作程度。

（4）告知患者灌肠的目的和方法，取得患者的配合。

2. 评估环境 安静整洁，宽敞明亮。关闭门窗，室温适宜，隔离帘遮挡。

【操作前准备】

1. 人员准备 仪表整洁，符合要求。洗手、戴口罩。

2. 物品准备 同小量不保留灌肠，选择较细肛管（20 号以下）。常用灌肠液为：10% 水合氯醛等，镇静催眠；0.5% ~ 1% 新霉素液或其他抗生素溶液，肠道抗感染。按医嘱准备灌肠液量在 200ml 以下。

【操作程序】

1. 同大量不保留灌肠 1 ~ 2。

2. 嘱患者先排便、排尿。

3. 根据病情为患者安置不同的卧位，臀部抬高 10cm。

4. 嘱患者深而慢呼吸，同样手法轻轻插入肛门 15 ~ 20cm，按小量不保留灌肠操作方法注入药液。

5. 灌肠液注入完毕，拔出肛管，用卫生纸在肛门处轻轻按揉片刻，嘱患者卧床休息，尽量忍耐，保留药液在 1 小时以上。

6. 撤除一次性中单，整理床单位、清理用物，做好记录。

7. 洗手，观察用药后的效果并记录。

【注意事项】

1. 灌肠前了解目的和病变部位，以便确定适当卧位和肛管插入深度。

2. 灌肠前先嘱患者排便、排尿，并选择较细的肛管，插入要深、液量要少、压力要低，便于有效保留药液，使肠黏膜充分吸收。

3. 对肛门、直肠、结肠等手术后和便失禁的患者，均不宜作保留灌肠。

第五节 导 尿 术

一、女患者导尿

【目的】

1. 为尿潴留患者引出尿液，减轻痛苦。

2. 协助临床诊断 留尿作细菌培养；测定残余尿量、膀胱容量和膀胱测压；进行尿道或膀胱造影等。

3. 为膀胱肿瘤患者进行膀胱化疗。

4. 抢救危重、休克患者时，准确记录尿量，测尿比重，观察患者病情变化。

5. 盆腔内器官手术前，排空膀胱，避免术中误伤。

6. 某些泌尿系统疾病，术后留置尿管，便于持续引流和冲洗，并可减轻手术切口的张力，利于愈合。

7. 昏迷、尿失禁、截瘫或会阴部、肛门有伤口不宜自行排尿者，可保持局部清洁、干燥。

【评估】

1. 评估患者

(1) 双人核对医嘱。

(2) 核对患者床号、姓名、病历号和腕带（请患者自己说出床号和姓名）。

(3) 病情、年龄、意识、合作程度、心理反应和自理能力。

(4) 解释操作目的和方法，指导患者配合。

(5) 排尿和治疗情况。

(6) 膀胱充盈度和会阴部皮肤清洁情况。

(7) 尿道口周围情况，有无破溃。

2. 评估环境 安静整洁，宽敞明亮（是否有屏风或隔帘遮挡）。

【操作前准备】

1. 人员准备 仪表整洁，符合要求。洗手、戴口罩。

2. 物品准备 治疗车上层放置快速手消毒剂、一次性无菌导尿包（内有弯盘 2 个、带卡子的导尿管 1 根、镊子 2 把、碘伏棉球 2 包、孔巾、石蜡油棉球 1 包、有盖标本小瓶 2 个、无菌手套 2 副、别针 1 个、引流袋 1 个、装有 10ml 生理盐水注射器 1 支）、备用无菌尿管 1 根、一套无菌冲洗盘（对合放置，一个盘内放无菌棉球 8 个、粗纱布 1 块、镊子 2 把）、0.25‰碘伏溶液、10% 肥皂水、温水壶、备用引流袋 1 个、备用无菌手套 1 副。以上物品符合要求，均在有效期内。治疗车下层放置一次性无菌棉垫 2 个，1000ml 量杯一个，便盆，生活垃圾桶、医疗废物桶。

【操作程序】

1. 携用物推车至患者床旁，与患者核对床号、姓名、病历号和腕带（请患者自己说出床号和姓名）。

2. 再次说明导尿的目的和指导患者配合。

3. 关好门窗，隔离帘遮挡。

4. 松开被尾，站于患者右侧，协助患者取仰卧屈膝位，脱去患者对侧裤子盖在近侧腿上，对侧腿和上身用棉被遮盖，注意保暖，双腿略外展，暴露会阴。

5. 一次性棉垫垫于臀下，臀下垫便盆。

6. 快速手消毒剂消毒双手，在治疗车上将两弯盘平放，用第一把镊子取 4 个棉球放空弯盘内，用 10% 肥皂水浸湿。

7. 持第一把镊子夹肥皂水棉球擦洗外阴，顺序为阴阜至远侧腹股沟-大小阴唇至近侧腹股沟-大小阴唇至阴蒂-尿道口-阴道口-肛门。

8. 将镊子放空弯盘内，用第二把镊子夹 3 个干棉球至空弯盘内。

9. 左手持温水壶，嘱患者鼓起腹部，冲阴阜。

10. 右手持第一把镊子分别取 3 个棉球，边冲边擦，顺序为远侧腹股沟-大小阴唇至近侧腹股沟-大小阴唇至阴蒂-尿道口-阴道口-肛门。

11. 第一把镊子和空弯盘置车下层。

12. 左手持 0.25‰碘伏溶液，右手持镊子夹取最后一干棉球，分开左右小阴唇。

13. 用碘伏溶液冲洗。

14. 夹取无菌纱布将腹股沟和臀部液体擦干，弯盘、镊子置车下层。

15. 撤去便盆和棉垫置车下层。将初步消毒物品按医疗废物分类处理。快速手消毒剂消毒双手。

16. 将无菌导尿包置于患者双腿之间，打开形成无菌区。

17. 戴无菌手套，铺孔巾。将空弯盘移至会阴下方，同时用一把镊子将碘伏棉球夹到空弯盘内并用该镊子夹取石蜡油棉球润滑导尿管前端 4~6cm，检验水囊，用纱布分开小阴唇，暴露尿道口，用碘伏棉球消毒。顺序为尿道口-对侧小阴唇-近侧小阴唇-再消毒尿道口。

18. 再次核对患者床号和姓名。

19. 更换镊子，夹住导尿管缓缓插入 4~6cm，同时指导患者调整呼吸、放松，见尿后再插入 1~2cm。给水囊注水 10ml，向外轻拉导尿管，确保固定有效。

20. 擦净外阴部，准确连接集尿袋并妥善固定，尿袋收集袋低于耻骨联合水平。整理用后的物品并放入车下。

21. 告知患者注意事项，再次核对患者床号和姓名。

22. 脱去手套，快速手消毒剂消毒双手。

23. 在尿管分叉处粘贴尿管标识，并注明留置时间，并用标记笔在尿袋上做好相应的标记（名称和时间）。

24. 协助患者穿好衣裤并恢复舒适体位，整理床单位，观察患者病情变化，呼叫器放于患者枕边，并做好解释工作。

25. 快速手消毒剂消毒双手，携用物回治疗室，按医疗废物处理原则清理用物。肝功能异常和感染的患者按消毒隔离处理。

26. 洗手，按要求书写护理记录单。

【注意事项】

1. 导尿过程中严格遵循无菌技术操作原则，避免污染，保护患者隐私。

2. 为女患者导尿时，注意看清尿道口，勿将导尿管插入阴道。如误入阴道，应立即更换导尿管重新插入。

3. 尿潴留患者一次导出尿量不超过 1000ml，以防出现虚脱和血尿。

4. 每根尿管只能使用一次。应选择粗细适宜的尿管，插管时动作轻柔。

5. 保护患者自尊，耐心解释，操作环境要遮挡，应注意保暖。

6. 指导患者在留置尿管期间保证充足液体入量，预防发生结晶和感染。

7. 患者离床时，导尿管和尿袋应妥善安置。

8. 指导患者在留置尿管期间防止尿管打折、弯曲、受压、脱出等情况发生，保持通畅。

9. 指导患者保持尿袋高度低于耻骨联合水平，防止逆行感染。

10. 指导长期留置尿管的患者进行骨盆底肌的锻炼，增强控制排尿的能力。

二、男患者导尿

【目的】

1. 解除患者尿潴留。

2. 手术前准备。

3. 留取无菌尿培养标本。

4. 为膀胱肿瘤患者进行膀胱腔内化疗和协助临床诊断。

【评估】

1. 评估患者

（1）双人核对医嘱。

（2）核对床号、姓名、病历号和腕带（请患者自己说出床号和姓名）。

（3）了解患者病情、意识状态、配合能力、心理反应和自理能力。

（4）向患者解释操作目的和过程，取得患者配合。

（5）排尿和治疗情况。

（6）患者膀胱充盈度和会阴部皮肤清洁情况。

（7）尿道口周围情况，有无破溃。

2. 评估环境　安静整洁，宽敞明亮，室温适宜。

【操作前准备】

1. 人员准备　仪表整洁，符合要求。洗手，戴口罩。

2. 物品准备　治疗车上层放置快速手消毒剂、一次性无菌导尿包〔内有弯盘 2 个、导尿管 1 根、一次性尿袋 1 个、镊子 2 把、推注器（含预注水）、孔巾 1 张、消毒石蜡油棉纱 1 包、试管 1 个、无菌手套 1 副，纱布 1 块、清洁包 1 套（包括弯盘 1 个、碘伏棉球 1 包、镊子 1 把、无菌手套 1 只、纱布 1 块）、无菌镊子罐和持物钳、备用尿管 1 根、别针 1 个、备用尿袋 1 个、一次性中单一个。以上物品符合要求，均在有效期内。治疗车下层放置 1000ml 量杯一个，生活垃圾桶、医疗废物桶。

【操作程序】

1. 携用物推车至患者床旁，与患者核对床号、姓名、病历号和腕带（请患者自己说出床号和姓名）。

2. 再次说明导尿的目的。

3. 关好门窗，隔离帘遮挡。

4. 松开被尾，站于患者右侧，协助患者脱去对侧裤子盖在近侧腿上，对侧腿用被子遮盖。协助患者取仰卧屈膝位，双腿略外展，暴露外阴。

5. 臀下垫一次性中单。

6. 快速手消毒剂消毒双手。

7. 在治疗车上打开导尿包，取出清洁包。

8. 撕开消毒棉球袋，倒入弯盘内，弯盘置于两腿之间。

9. 左手戴无菌手套，右手持镊子夹棉球依次消毒，步骤如下：

（1）先擦洗阴茎背面，顺序为中、左、右各用一个棉球擦洗。

（2）左手持纱布提起阴茎并后推包皮，充分暴露冠状沟，夹取棉球依次螺旋擦洗尿道口、龟头、冠状沟。

（3）将阴茎提起，用棉球自龟头向下消毒至阴囊处，顺序为中、左、右。

（4）将纱布垫于阴茎与阴囊之间。

10. 用后物品放置弯盘内，并将弯盘移至床尾，脱手套。

11. 快速手消毒剂消毒双手。

12. 在患者两腿间打开导尿包，戴手套，取出消毒棉球放于弯盘一侧。

13. 取尿袋与尿管衔接后，撕开液体石蜡棉纱袋，用无菌镊夹液体石蜡纱布润滑导尿管。

14. 铺孔巾，孔巾与导尿包内面重叠。

15. 左手垫纱布提起阴茎，使之与腹壁成 60°，暴露尿道口，螺旋消毒尿道口和龟头，左手不动，右手另换无菌镊子持导尿管，轻轻插入尿道，见尿后将尿管全部插入，气囊尿管注水 10~15ml，轻拉尿管有阻力感则证明已固定好，顺势将包皮复原。

16. 将尿袋从孔巾中穿出，通过股下用别针固定在床沿上。

17. 导尿完毕，撤去孔巾，擦净外阴，撤去一次性中单。脱去手套。

18. 在尿管分叉处粘贴尿管标识，注明留置时间，并用黑色记号笔在尿袋上做好相应的标记（名称和时间）。

19. 再次核对患者床号和姓名。

20. 协助患者恢复舒适体位，整理床单位，呼叫器置于患者枕边，并做好解释工作，告知患者注意事项，拉开隔帘。

21. 快速手消毒剂消毒双手。

22. 携用物回治疗室，按医疗废物处理原则清理用物。

23. 洗手，按要求书写护理记录单。

【注意事项】

1. 导尿过程中严格遵循无菌技术操作原则，避免污染，导尿管脱出或污染时，应更换尿管重新插入。

2. 操作中注意保护患者隐私。

3. 充分润滑导尿管，插管必须轻柔，尤其为男患者导尿时，应注意三个弯曲两个狭窄，切忌过快过猛，防止损伤尿道黏膜。

4. 尿潴留患者一次导出尿量不超过 1000ml，以防出现虚脱和血尿。

5. 指导患者在留置尿管期间保证充足液体入量，预防发生结晶或感染。

6. 指导患者在留置尿管期间防止尿管打折、弯曲、受压、脱出等情况发生，保持通畅。

7. 指导患者保持尿袋高度低于耻骨联合水平，防止逆行感染。

8. 定时排放引流袋尿液，按要求定时更换引流袋和尿管，每日清洁尿道口，保持局部清洁、干燥。

9. 注意倾听患者的主诉并观察尿液有无异常。

第六节 尿 袋 更 换

【目的】
预防泌尿系统感染。

【评估】
1. 评估患者
（1）双人核对医嘱。
（2）核对床号、姓名、病历号和腕带（请患者自己说出床号和姓名）。
（3）了解患者的病情、意识状态和配合能力。
（4）向患者解释操作目的和过程，取得患者配合。
（5）引流的目的。
（6）尿管的位置，尿袋的有效期，尿液的颜色、性质和量。
（7）尿袋的固定情况。
（8）床旁是否备有量杯。
（9）解释操作的目的、方法，取得患者的合作。
2. 评估环境 安静整洁，宽敞明亮，室温适宜。

【操作前准备】
1. 人员准备 仪表整洁，符合要求。洗手，戴口罩。
2. 物品准备 治疗车上层放置铺一个清洁治疗盘，治疗盘内放一套无菌换药盘（一个盘内放 0.5‰碘伏棉球 3 个、镊子 1 把），无菌镊子罐，一次性抗反流尿袋 2 个，快速手消毒剂 1 瓶，别针 1 个。以上物品符合要求，均在有效期内。治疗车下层放置生活垃圾桶、医疗废物桶。

【操作程序】
1. 携用物推车至患者床旁，核对床号、姓名、病历号和腕带（请患者自己说出床号和姓名）。
2. 关好门窗，隔离帘遮挡。
3. 松开床尾。

4. 护士站于患者右侧。

5. 合理暴露患者，注意保暖。

6. 打开治疗巾和换药盘，将打开的两个换药盘放于患者身旁。

7. 用别针将新尿袋固定床边，反折尿管，自尿管接口处分离旧尿袋放入污物盘中，用镊子分别夹取 3 个碘伏棉球按顺序进行擦拭，尿管末端管腔内壁-尿管末端管腔外壁-尿管末端管腔内壁。

8. 连接尿袋并标明尿袋的名称和更换日期。

9. 整理床单位，使患者卧位舒适，开窗通风。

10. 如需记录尿量，准确测量。

11. 再次核对患者床号和姓名。

12. 快速手消毒剂消毒双手，整理用物。

13. 回治疗室处理用物，洗手，记录。

【注意事项】

1. 更换尿袋时应严格执行无菌操作。

2. 密切观察尿液的颜色、性质、量，如有异常及时通知医生。

3. 保持引流系统的密闭性。

4. 搬运患者时夹闭尿管，防止尿液逆流。搬运完毕后注意要及时打开尿管的夹子，保持引流通畅。

5. 尿袋应使用抗反流引流袋，按要求定期更换。

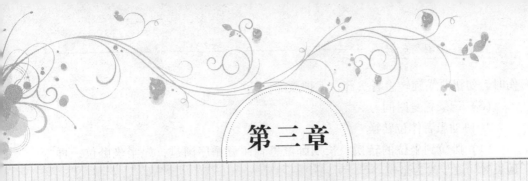

第三章

身 体 活 动

第一节　变换卧位术

【目的】

1. 协助患者在床上翻身。

2. 预防压疮，增加患者舒适感。

【评估】

1. 评估患者

（1）双人核对医嘱。

（2）核对患者床号、姓名、病历号和腕带（请患者自己说出床号和姓名）。

（3）评估患者病情、意识状态、皮肤情况，活动耐力和配合程度。

（4）评估患者自理能力，有无导管、牵引、夹板固定，身体有无移动障碍。

（5）评估患者体位是否舒适，了解肢体和各关节是否处于合理的位置。

（6）翻身或体位改变后，检查各导管是否扭曲、受压、牵拉。

2. 评估环境　关门窗或屏风遮挡，病室温度适宜。

【操作前准备】

1. 人员准备　仪表整洁，符合要求。洗手，戴口罩。

2. 物品准备　治疗车上层放置软枕 2 个，快速手消毒剂。以上物品符合要求，均在有效期内。治疗车下层放置医疗废物桶、生活垃圾桶。

【操作程序】

1. 协助患者翻身

（1）检查并确认病床处于固定状态。

（2）妥善安置各种管路，翻身后检查管路是否通畅，根据需要为患者叩背。

（3）检查并安置患者肢体，使各关节处于舒适的位置。

（4）轴线翻身时，保持整个脊柱平直，翻身角度不可超过 60°，有颈椎损伤时，勿扭曲或旋转患者头部，保护颈部。

（5）记录翻身时间。

2. 协助患者体位转换

（1）卧位到坐位的转换：长期卧位患者注意循序渐进，先半坐卧位，再延长时间逐步改为坐位。

（2）协助患者从床尾移向床头：根据患者病情放平床头，将枕头横立于床头，向床头移动患者。

3. 床过轮椅的步骤

（1）轮椅锁紧，放置在患者患侧，约45°。

（2）患者坐在床边，双足着地，相距约20cm，双手在双膝上，交叠放在身前。

（3）协助者站在患者面前，双膝挟住患者双膝。

（4）协助者双手从患者腋下穿过，托着患者肩胛骨。

（5）过轮椅时协助患者将身体向前弯，然后站起，并将患者转至背部向着轮椅（协助者应保持背部挺直）。

（6）轮椅位置正确时便可将患者缓缓放下，放下时患者身体也要向前弯。

【注意事项】

1. 注意各种体位转换间患者的安全，保护管路。

2. 注意体位转换后患者的舒适；观察病情、生命体征的变化，记录体位维持时间。

3. 协助患者体位转换时，不可拖拉，注意节力。

4. 被动体位患者翻身后，应使用辅助用具支撑体位保持稳定，确保肢体和关节处于功能位。

5. 注意各种体位受压处的皮肤情况，做好预防压疮的护理。

6. 颅脑手术后，不可剧烈翻转头部，应取健侧卧位或平卧位。

7. 颈椎或颅骨牵引患者，翻身时不可放松牵引。

8. 石膏固定和伤口较大患者翻身后应使用软垫支撑，防止局部受压。

第二节　保护性约束

【目的】

1. 预防患者伤害自己或他人。

2. 预防意识不清、躁动不安的患者跌倒或坠床，维护患者安全。

3. 限制躁动、无法合作患者的活动，预防自拔管路或移除敷料。

【评估】

1. 评估患者

(1) 核对患者床号、姓名、病历号和腕带（请患者说出自己的床号和姓名）。

(2) 评估患者病情，意识状态，肢体活动度，约束部位皮肤色泽、温度、完整性，理解程度等。

(3) 告知患者和家属约束的必要性，保护具目的、作用和使用方法，取得配合。

(4) 必要时需协同家属签署约束知情同意书，取得家属配合。

2. 评估环境 安静整洁，宽敞明亮，温度适宜。

【操作前准备】

1. 人员准备 仪表整洁，符合要求。洗手，戴口罩。

2. 物品准备 治疗车上层放置约束用具一套（约束带、约束衣、大单）、保护用具（棉垫）。

【操作程序】

1. 肢体约束法 暴露患者腕部或踝部；用棉垫包裹腕部或者踝部；将保护带打成双套结套在棉垫外，稍拉紧，使之不松脱；将保护带系于两侧床沿；为患者盖好被整理床单位和用物。

2. 肩部约束法 暴露患者双肩；将患者双侧腋下垫棉垫；将保护带置于患者双肩下，双侧分别穿过患者腋下，在背部交叉后分别固定于床头；为患者盖好被，整理床单位和用物。

3. 全身约束法 多用于患儿的约束。具体方法是：将大单折成自患儿肩部至踝部的长度，将患儿放于中间；用靠近护士一侧的大单紧紧包裹同侧患儿的手足至对侧，自患儿腋窝下掖于身下，再将大单的另一侧包裹手臂和身体后，紧掖于靠护士一侧身下；如患儿过分活动，可用绷带系好。

【注意事项】

1. 实施约束时，将患者肢体处于功能位，约束带松紧适宜，以能伸进 1～2 指为原则。

2. 在约束过程中护理人员应每隔 15～30 分钟观察约束部位末梢循环情况和约束带的松紧程度，定时更换约束肢体。同时与患者交谈，理解其感受和需要，同时给予心理支持，以减少焦虑和不安。

3. 保护性约束属制动措施，使用时间不宜过长，病情稳定或者治疗结束后，应及时解除约束。需较长时间约束者，每 2 小时松解约束带 1 次并活动肢体，并协助患者翻身。

4. 准确记录并交接班，包括约束的原因、时间、约束带的数目、约束部位、约束部位皮肤状况、解除约束时间等。

5. 执行约束前须有医嘱，且向患者或家属解释约束的目的、原因和注意事项，以减少患者焦虑。

6. 评估患者是否有继续执行约束的必要性，与医生进行讨论，并记录在护理记录单上。

7. 约束带固定于床上的结头要隐蔽，以患者看不到、摸不到为宜。

8. 约束带定期清洗消毒，保持清洁。

第三节 轮椅运送术

【目的】

1. 运送能够坐起但是不能行走的患者。

2. 帮助患者离床活动，促进血液循环和肢体恢复。

【评估】

1. 评估患者

（1）评估患者的体重、意识状态、病情、躯体活动能力、损伤的部位和理解合作程度。

（2）告知患者椅运送的过程、配合方法和注意事项。

（3）告知患者在搬运过程中，如感不适立刻向护理人员说明，防止意外发生。

2. 评估环境 安静整洁，宽敞明亮。

【操作前准备】

1. 人员准备 仪表整洁，符合要求。

2. 物品准备 轮椅的大小与尺寸适宜，轮椅的车轮、椅座、椅背、脚踏板、制动闸等各部件性能处于完好备用状态。

【操作程序】

1. 将轮椅推至患者床旁，放置轮椅时，使椅背与床尾平齐，椅面朝向床头，以便患者最近距离坐入轮椅。扳动制动闸将轮椅制动，翻起脚踏板。

2. 嘱患者以手掌撑于床面，撤掉盖被，扶患者坐起，两足垂床沿，维持坐姿。注意询问患者有无眩晕等不适。

3. 上轮椅要点

（1）嘱患者将双手置于护士肩上，护士双手环抱患者腰部，协助患者下床。

（2）护士协助患者转身，嘱患者用手扶住轮椅把手，坐于轮椅中。

（3）翻下脚踏板，协助患者将足置于脚踏板上。

（4）为患者采取必要的保暖措施。

（5）观察患者，确定无不适后，放松制动闸，系好安全带，推患者至目的地。

4. 下轮椅要点

（1）将轮椅推至床尾，使椅背与床尾平齐，患者面向床头。

（2）扳动制动闸将轮椅制动，翻起脚踏板。

（3）协助患者站起、转身、坐于床沿。

（4）协助患者脱去鞋子和保暖外衣，躺卧舒适，盖好盖被。

（5）观察患者病情变化，确定无不适后，方可离开。

【注意事项】

1. 推行中注意患者病情变化，过门槛时翘起前轮。

2. 下坡时，调转轮椅使患者背对下坡行进，嘱患者抓紧扶手，保证患者安全。

3. 保证患者安全、舒适。根据室外温度适当增加衣服、盖被，以免患者着凉。

第四节　平车运送术

【目的】

运送不能起床的患者进行特殊检查和治疗。

【评估】

1. 评估患者

（1）评估患者的体重、意识状态。

（2）评估患者病情与躯体活动能力、损伤的部位和理解合作程度。

2. 评估环境　关门窗或屏风遮挡，室内温度适宜。

【操作前准备】

1. 人员准备　仪表整洁，符合要求。

2. 物品准备　适宜的平车型号，平车的车轮、车面、制动闸等各部件性能都处于完好备用状态。

【操作程序】

1. 挪动法　适用于能在床上配合的患者。

（1）将平车推至患者床旁，移开床旁桌、床旁椅，松开盖被。

（2）将平车推至床旁与床平行。大轮靠近床头，将制动闸制动。

（3）协助患者将上身、臀部、下肢依次向平车移动。

（4）协助患者在平车上躺好，用被单或盖被包裹患者，先足部，再两侧。

2. 一人搬运法　适用于上肢活动自如、体重较轻的患者。

（1）推平车至患者床旁，大轮端靠近床尾，使平车与床成钝角，用制动闸制动。

（2）松开盖被，协助患者穿好衣服。

（3）搬运者一臂伸入患者臀下；患者双臂过搬运者肩部，双手交叉于搬运者颈后；搬运者抱起患者，稳步移动将患者放于平车中央，盖好盖被。

3. 二人搬运法　适用于不能活动，体重较重的患者。

（1）同一人搬运法步骤（1）~（2）。

（2）搬运者甲、乙二人站在患者同侧床旁，协助患者将上肢交叉于胸前。

（3）搬运者甲一手伸至患者头、颈、肩下方，另一手伸至患者腰部下方；搬运者乙一手伸至患者臀部下方，另一只手伸至患者膝部下方，双人同时抬起患者至近侧床沿，再同时抬起患者稳步向平车处移动，将患者放于平车中央，盖好盖被。

4. 三人搬运法　适用于不能活动，体重超重的患者。

（1）同一人搬运法步骤（1）~（2）。

（2）搬运者甲、乙、丙三人站在患者同侧床旁，协助患者将上肢交叉于胸前。

（3）搬运者甲双手托住患者头、颈、肩和胸部；搬运者乙双手托住患者背、腰和臀部；搬运者丙双手托住患者膝部和双足，三人同时抬起患者至近侧床沿，再同时抬起患者稳步向平车处移动，将患者放于平车中央，盖好盖被。

5. 四人搬运法　适用于颈椎、腰椎骨折和病情较重的患者。

（1）移开床旁桌椅，在患者身下铺一中单或大单。将平车与病床纵向紧靠在一起。

（2）搬运者甲、乙分别站在床头和床尾，搬运者丙、丁分别站在病床和平车的一侧。

（3）将中单放于患者腰、臀部下方。

（4）搬运者甲抬起患者床头、颈、肩，搬运者乙抬起患者双足，搬运者丙、丁分别抓住中单四角，四人同时抬起患者向平车处移动，将患者放于平车中央，盖好盖被。

6. 床转平车方法　同医用过床易使用规范。

【注意事项】

1. 搬运前安置好患者身上的各种管路。

2. 搬运过程中护士注意节力，搬运时尽量请患者身体靠近搬运者，使重力线通过支撑面保持平衡，缩短重力臂达到节力的目的。搬运时动作轻稳、协调一致，保证患者安全舒适。

3. 告知周围人员注意安全，放下床栏，以免夹手或误伤。

4. 使用前注意平车的型号是否适宜，平车的车轮、车面、制动闸等各部件性能是否处于完好备用状态。

5. 在运输患者过程中注意保护患者外露肢体，防止外伤发生。

第五节 医用过床易使用

【目的】

通过过床易与过床易外套之间的摩擦滑动而使过床易外套循环滚动，减轻护士的劳动强度，避免患者在床与床之间搬运过程产生不必要的损伤，提高护理质量。

【评估】

1. 评估患者

（1）评估患者意识情况，能否配合。

（2）观察患者背部皮肤情况，是否有开放性伤口。

（3）观察患者患肢情况。

2. 评估环境 空间开阔，光线充足，保护隐私。

【操作前准备】

1. 人员准备 仪表整洁，符合要求。

2. 物品准备 医用过床易处于完好备用状态。

【操作程序】

1. 推平车至患者床旁，将平车紧贴病床，并将高度调节至与病床同一高度，将平车锁定。

2. 在病床与医用过床易的两侧各站 1 名护士，病床侧护士两手分别扶持患者的肩部和臀部，将患者面向护士缓慢侧翻超过 30°。

3. 平车侧的护士将过床易滑入患者身体下方 1/3 或 1/2 处。

4. 病床侧的护士托住患者肩部和臀部用力慢慢将患者向对侧护士推送。

5. 病床侧护士将患者推向平车侧，平车侧护士扶住保护患者。

6. 当患者完全过床到平车上时，平车侧的护士保护患者，另一人将医用过床易取出。

7. 监测患者生命体征是否平稳，皮肤是否完整，有无意外擦伤发生。

【注意事项】

1. 护理人员应在熟练掌握医用过床易使用方法的基础上，再行使用。

2. 过床时应保证病床、平车或手术台、检查台的锁定状态，避免在过床时发生移位。床和平车之间不能有较宽的缝隙，其距离不能超过 15cm。

3. 操作时避免动作粗暴，过床易位置准确，避免拉拽等不良护理操作，减少剪切力与摩擦力，以免发生意外。

4. 对于颈腰椎损伤、骨盆骨折、四肢骨折和其他危重患者搬运时应保持肢体轴线水平，防止加重损伤。

5. 当患者带有静脉通路时，应先关闭，在过床的过程中有专人负责转移，安置好患者后，注意检查输液是否通畅，确保通畅后，置于床头输液架上。

6. 当患者带有各种管路时，在过床过程中注意妥善固定，过床后，逐一检查各管路是否通畅，确保通畅后，妥善固定于患者的床单位。

7. 注意保护患者安全、舒适并注意保暖。

第四章

给药与输液

第一节　口服给药

【目的】

1. 协助患者遵照医嘱安全、正确地服下药物，从而减轻症状、治疗疾病，维持正常生理功能。

2. 协助诊断和预防疾病。

【评估】

1. 评估患者

（1）双人核对医嘱。

（2）核对床号、姓名、病历号和腕带（请患者自己说出床号和姓名）。

（3）评估患者病情、意识状态、是否留置鼻胃管、有无吞咽困难、呕吐、禁食、生命体征和血糖情况等。

（4）评估患者对服药相关知晓、心理反应和合作程度。

2. 评估环境　安静整洁，宽敞明亮。

【操作前准备】

1. 人员准备　仪表整洁，符合要求。洗手、戴口罩。

2. 物品准备　发药车上层放置口服药单、药盘、药物、药杯（必要时准备药匙、量杯、滴管、吸水管等）、温开水、治疗巾，以上物品符合要求，均在有效期内。发药车下层放置生活垃圾桶、医疗废物桶、含有效氯 500mg/L 消毒液桶。

【操作程序】

1. 按发药时间携用物推车至患者床旁，将口服药单与床号、姓名、病历号和腕带核对（请患者自己说出床号和姓名）。

2. 协助患者舒适体位，保证水温适宜，再将口服药发给患者。

3. 协助患者服药，并确认患者服下。

4. 发药后，应再次核对口服药单和患者信息，在发药单上签名和发药时间。

5. 告知患者服药后注意事项，如有不适及时呼叫，将信号灯放在触手可及处。

6. 将使用后的口服药杯放进含有效氯 500mg/L 消毒液桶内。

7. 快速手消毒剂消毒双手，推车回治疗室，按医疗废物分类处理原则处理用物。

【注意事项】

1. 注意药物之间的配伍禁忌。

2. 用温开水而不用茶水服药。

3. 对牙齿有腐蚀作用的药物应用吸水管吸服后漱口。

4. 吞服缓释片、肠溶片、胶囊时不可嚼碎。

5. 舌下含片应放舌下或两颊黏膜与牙齿之间待其溶化。

6. 一般情况下，健胃药宜在饭前服，助消化药和对胃黏膜有刺激性的药物宜在饭后服，催眠药在睡前服，驱虫药在空腹或半空腹服用。

7. 抗生素和磺胺类药物需在血液内保持有效浓度，应准时服药。

8. 服用对呼吸道黏膜起安抚作用的药物后不宜多饮水。

9. 某些磺胺类药物经肾脏排出，尿少时易析出结晶堵塞肾小管，服药后多饮水。

10. 服强心苷类药物时需加强对心率、节律的监测，脉率低于 60 次/分或节律不齐时应暂停服用，并告知医生。

11. 不能吞咽的患者和鼻饲患者，将药研碎后溶解，从胃管注入，注入前后用少许温开水冲净胃管，并记录。

12. 当患者外出不在病房时，须在其床头桌上放置提示牌，提醒患者回病室后与护士联系，及时补发并在相应位置上签字，补发药物时核对过程同发药程序。

第二节 皮内注射

【目的】

1. 进行药物过敏试验，以观察有无过敏反应。

2. 预防接种。

3. 局部麻醉的起始步骤。

【评估】

1. 评估患者

（1）双人核对医嘱。

（2）核对患者床号、姓名、病历号和腕带（请患者自己说出床号和姓名）。

（3）评估患者病情、意识状态、配合能力、用药史、过敏史、不良反应史。

（4）向患者解释操作目的和过程，取得患者配合。

（5）查看注射部位皮肤情况（皮肤颜色，有无皮疹、感染和皮肤划痕阳性）。

（6）协助患者取舒适坐位或卧位。

2. 评估环境 安静整洁，宽敞明亮，必要时遮挡。

【操作前准备】

1. 人员准备 仪表整洁，符合要求。洗手，戴口罩。

2. 按医嘱配制药液

（1）操作台（治疗室）：注射盘、无菌治疗巾、无菌镊子、1ml 注射器、药液、安尔碘、75%乙醇、无菌棉签等。

（2）双人核对药液标签，药名、浓度、剂量、有效期、给药途径。

（3）检查瓶口有无松动、瓶身有无破裂、药液有无混浊、沉淀、絮状物和变质。

（4）检查注射器、安尔碘、75%乙醇、无菌棉签、包装无破裂、是否在有效期内。

（5）按正规操作抽吸药液，并贴好标识，置于无菌盘内。

（6）再次核对皮试液，并签字。

3. 物品准备：治疗车上层放置无菌盘（内置已抽吸好的药液）、治疗盘（75%乙醇、无菌棉签）、备用（1ml 注射器 1 支、0.1%盐酸肾上腺素 1 支，过敏时用）、快速手消毒剂、注射单，以上物品符合要求，均在有效期内。治疗车下层放置生活垃圾桶、医疗废物桶、锐器桶。

【操作程序】

1. 携用物推车至患者床旁，核对床号、姓名、病历号、腕带和过敏史（请患者自己说出床号和姓名）。

2. 选择注射部位（过敏试验选择前臂掌侧下 1/3；预防接种选择上臂三角肌下缘；局部麻醉则选择麻醉处）。

3. 75%乙醇常规消毒皮肤。

4. 二次核对患者床号、姓名和药名。

5. 排尽空气，药液至所需刻度，且药液不能外溢。

6. 一手绷紧局部皮肤，一手持注射器，针头斜面向上，与皮肤成 5°刺入皮内。

7. 待针头斜面完全进入皮内后，放平注射器，固定针栓并注入 0.1ml 药液，使局部形成一个圆形隆起的皮丘（皮丘直径5mm，皮肤变白，毛孔变大）。

8. 迅速拔出针头，勿按揉和压迫注射部位。

9. 20分钟后观察患者局部反应，做出判断。

10. 协助患者取舒适体位，整理床单位。

11. 快速手消毒剂消毒双手，签字。

12. 推车回治疗室，按医疗废物处理原则处理用物。

13. 洗手，将过敏试验结果记录在病历上，阳性用红笔标记"＋"，阴性用蓝色或黑笔标记"－"。

【注意事项】

1. 皮试药液要现用现配，剂量准确。

2. 备好相应抢救设备与药物，及时处理过敏反应。

3. 行皮试前，尤其行青霉素过敏试验前必须询问患者家族史、用药史和过敏史，如有过敏史者不可作试验。

4. 药物过敏试验时，患者体位要舒适，不可采取直立位。

5. 选择注射部位时应注意避开瘢痕和皮肤红晕处。

6. 皮肤试验时禁用碘剂消毒，对乙醇过敏者可用生理盐水消毒，避免反复用力涂擦局部皮肤。

7. 拔出针头后，注射部位不可用棉球按压揉擦，以免影响结果观察。

8. 进针角度以针尖斜面全部刺入皮内为宜，进针角度过大易将药液注入皮下，影响结果的观察和判断。

9. 如需作对照实验，应用另一注射器和针头，抽吸无菌生理盐水，在另一前臂相同部位皮内注射0.1ml，观察20分钟进行对照。告知患者皮试后20分钟内不要离开病房。如对结果有怀疑，应在另一侧前臂皮内注入0.1ml生理盐水作对照试验。

10. 正确判断试验结果，对皮试结果阳性者，应在病历、床头或腕带、门诊病历醒目标记，并将结果告知医师、患者和家属。

11. 特殊药物皮试，按要求观察结果。

【20分钟后判断结果】

1. 核对患者床号、姓名、病历号和腕带（请患者自己说出床号和姓名）。

2. 须经两人判断皮试结果，并将结果告知患者和家属。

3. 洗手，皮试结果记录在病历和护理记录单等处。

4. 如对结果有怀疑，应在另一侧前臂皮内注入0.1ml生理盐水作对照试验。

【皮内试验结果判断】

1. 阴性：皮丘无改变，周围无红肿，并无自觉症状。

2. 阳性：局部皮丘隆起，局部出现红晕、硬块，直径大于 1cm 或周围有伪足；或局部出现红晕，伴有小水疱者；或局部发痒者为阳性。严重时可出现过敏性休克。观察反应的同时，应询问有无头晕、心慌、恶心、胸闷、气短、发麻等不适症状，如出现上述症状时不可使用青霉素。

第三节 皮下注射

【目的】

1. 注入小剂量药物，用于不宜口服给药而需在一定时间内发生药效时。

2. 预防接种。

3. 局部供药，如局部麻醉用药。

【评估】

1. 评估患者

（1）双人核对医嘱。

（2）核对患者床号、姓名、病历号和腕带（请患者自己说出床号和姓名）。

（3）评估患者病情、意识状态、配合能力、用药史、过敏史、不良反应史等。

（4）向患者解释操作目的和过程，取得患者配合。

（5）查看注射部位皮肤情况（皮肤颜色，有无皮疹、感染）。

（6）协助患者取舒适坐位或卧位。

2. 评估环境 安静整洁，宽敞明亮，必要时遮挡。

【操作前准备】

1. 人员准备 仪表整洁，符合要求。洗手，戴口罩。

2. 按医嘱配制药液

（1）操作台上放置注射盘、纸巾、无菌治疗巾、无菌镊子、2ml 注射器、医嘱用药液、安尔碘、75% 乙醇、无菌棉签。

（2）双人核对药液标签、药名、浓度、剂量、有效期、给药途径。

（3）检查瓶口有无松动、瓶身有无破裂、药液有无混浊、沉淀、絮状物和变质。

（4）检查注射器、安尔碘、75% 乙醇、无菌棉签等，包装无破裂，在有效期内。

（5）按正规操作抽吸药液，并贴好标识，置于无菌盘内。

（6）再次核对药液，记录时间并签字。

3. 物品准备 治疗车上层放置无菌盘（内置抽吸好的药液）治疗盘（安

尔碘、75%乙醇）、注射单、快速手消毒剂，以上物品符合要求，均在有效期内。治疗车下层放置生活垃圾桶、医疗废物桶、锐器桶。

【操作程序】

1. 携用物推车至患者床旁，核对床号、姓名、病历号和腕带（请患者自己说出床号和姓名）。

2. 根据注射目的选择注射部位（上臂三角肌下缘、两侧腹壁、后背、股前侧和外侧等）。

3. 常规消毒皮肤，待干。

4. 二次核对患者床号、姓名和药名。

5. 排尽空气；取干棉签夹于左手示指与中指之间。

6. 一手绷紧皮肤，另一手持注射器，示指固定针栓，针头斜面向上，与皮肤成30°～40°角（过瘦患者可捏起注射部位皮肤，并减少穿刺角度）快速刺入皮下，深度为针梗的1/2～2/3；松开紧绷皮肤的手，抽动活塞，如无回血，缓慢推注药液。

7. 注射毕用无菌干棉签轻压针刺处，快速拔针后按压片刻。

8. 再次核对患者床号、姓名和药名，注射器按要求放置。

9. 协助患者取舒适体位，整理床单位，并告知患者注意事项。

10. 快速手消毒剂消毒双手，记录时间并签字。

11. 推车回治疗室，按医疗废物处理原则处理用物。

12. 洗手，根据病情书写护理记录单。

【注意事项】

1. 遵医嘱和药品说明书使用药品。

2. 长期注射者应注意更换注射部位。

3. 注射中、注射后观察患者不良反应和用药效果。

4. 注射<1ml药液时须使用1ml注射器，以保证注入药液剂量准确无误。

5. 持针时，右手示指固定针栓，但不可接触针梗，以免污染。

6. 针头刺入角度不宜超过45°，以免刺入肌层。

7. 尽量避免应用对皮肤有刺激作用的药物作皮下注射。

8. 若注射胰岛素时，需告知患者进食时间。

第四节　肌内注射

【目的】

注入药物，用于不宜或不能口服或静脉注射，且要求比皮下注射更快发生疗效时。

【评估】

1. 评估患者

（1）双人核对医嘱。

（2）核对患者床号、姓名、病历号和腕带（请患者自己说出床号和姓名）。

（3）评估患者病情、治疗情况、意识状态、用药史、过敏史、不良反应史、肢体活动能力和合作程度。

（4）向患者解释操作目的和过程，取得患者配合。

（5）查看注射部位皮肤情况（皮肤颜色，有无皮疹、感染和皮肤划痕阳性）。

（6）协助患者取舒适坐位或卧位。

2. 评估环境　安静整洁，宽敞明亮，必要时遮挡。

【操作前准备】

1. 人员准备　仪表整洁，符合要求。洗手，戴口罩。

2. 按医嘱配制药液

（1）操作台：注射盘、无菌盘、2ml注射器、5ml注射器、医嘱所用药液、安尔碘、无菌棉签。如注射用药为油剂或混悬液，需备较粗针头。

（2）双人核对药物标签、药名、浓度、剂量、有效期、给药途径。

（3）检查瓶口有无松动、瓶身有无破裂、药液有无混浊、变质。

（4）检查无菌注射器、安尔碘、无菌棉签等，包装无破裂，在有效期内。

（5）按正规操作抽吸药液，并贴好标识，置于无菌盘内。

（6）再次核对药液，记录时间并签字。

3. 物品准备　治疗车上层放置无菌盘（内置抽吸好药液）、安尔碘、注射单、无菌棉签、快速手消毒剂，以上物品符合要求，均在有效期内。治疗车下层放置生活垃圾桶、医疗废物桶、锐器桶。

【操作程序】

1. 携用物推车至患者床旁，核对床号、姓名、病历号和腕带（请患者自己说出床号和姓名）。

2. 协助患者取舒适体位，暴露注射部位，注意保暖，保护患者隐私，必要时可遮挡。

3. 选择注射部位（臀大肌、臀中肌、臀小肌、股外侧和上臂三角肌）。

4. 常规消毒皮肤，待干。

5. 再次核对患者床号、姓名和药名。

6. 拿取药液并排尽空气，取干棉签，夹于左手示指与中指之间，以一手拇指和示指绷紧局部皮肤，另一手持注射器，中指固定针栓，将针头迅速垂直刺入，深度约为针梗的2/3。

7. 松开紧绷皮肤的手，抽动活塞。如无回血，缓慢注入药液，同时观察反应。

8. 注射毕，用无菌干棉签轻按进针处，快速拔针，按压片刻。

9. 再次核对患者床号、姓名和药名。

10. 协助患者取舒适体位，整理床单位，注射后观察用药反应。

11. 快速手消毒剂消毒双手，记录时间并签字。

12. 推车回治疗室，按医疗废物处理原则处理用物。

13. 洗手，根据病情书写护理记录单。

【注意事项】

1. 遵医嘱和药品说明书使用药品。

2. 药液要现用现配，在有效期内，剂量要准确。选择两种药物同时注射时，应注意配伍禁忌。

3. 注射时应做到二快一慢（进针、拔针快，推注药液慢）。

4. 选择合适的注射部位，避免刺伤神经和血管，无回血时方可注射。

5. 注射时切勿将针梗全部刺入，以防针梗从根部衔接处折断。若针头折断，应先稳定患者情绪，并嘱患者保持原位不动，固定局部组织，以防断针移位，同时尽快用无菌血管钳夹住断端取出；如断端全部埋入肌肉，应速请外科医生处理。

6. 对需长期注射者，应交替更换注射部位，并选择细长针头，以避免减少硬结的发生。如因长期多次注射出现局部硬结时，可采用热敷、理疗等方法予以处理。

7. 2 岁以下婴幼儿不宜选用臀大肌注射，因其臀大肌尚未发育好，注射时有损伤坐骨神经的危险，最好选择臀中肌和臀小肌注射。

常用肌内注射定位方法

1. 臀大肌肌内注射定位法　注射时应避免损伤坐骨神经。

（1）十字法：从臀裂顶点向左或右侧画一水平线，然后从髂嵴最高点作一垂线，将一侧臀部被划分为 4 个象限，其外上象限并避开内角为注射区。

（2）联线法：从髂前上棘至尾骨作一连线，其外 1/3 处为注射部位。

2. 臀中肌、臀小肌肌内注射定位法

（1）以示指尖和中指尖分别置于髂前上棘和髂嵴下缘处，在髂嵴、示指、中指之间构成一个三角形区域，示指与中指构成的内角为注射部位。

（2）髂前上棘外侧三横指处（以患者手指的宽度为标准）。

3. 股外侧肌注射定位法　在股中段外侧，一般成人可取髋关节下 10cm 至膝关节的范围。此处大血管、神经干很少通过，且注射范围广，可供多次注射，尤适用于 2 岁以下的幼儿。

4. 上臂三角肌内注射定位法　取上臂外侧，肩峰下 2～3 横指处。此处肌肉较薄，只可作小剂量注射。

体位准备

1. 卧位　臀部肌内注射时，为使局部肌肉放松，减轻疼痛与不适，可采用以下姿势。

（1）侧卧位：上腿伸直，放松，下腿稍弯曲。

（2）俯卧位：足尖相对，足跟分开，头偏向一侧。

（3）仰卧位：常用于危重和不能翻身的患者，采用臀中肌、臀小肌肌内注射法较为方便。

2. 坐位　为门诊患者接受注射时常用体位。可供上臂三角肌或臀部肌内注射时采用。

第五节　静脉注射

【目的】

1. 所选用药物不宜口服、皮下、肌内注射，又需迅速发挥药效时。

2. 注入药物作某些诊断性检查，如对肝、肾、胆囊等造影时需静脉注入造影剂。

【评估】

1. 评估患者

（1）双人核对医嘱。

（2）核对患者床号、姓名、病历号和腕带（请患者自己说出床号和姓名）。

（3）了解患者病情、意识状态、配合能力、过敏史、用药史。

（4）评估患者穿刺部位的皮肤状况、肢体活动能力、静脉充盈度和管壁弹性。选择合适静脉注射的部位，评估药物对血管的影响程度。

（5）向患者解释静脉注射的目的和方法，告知所注射药物的名称，取得患者配合。

2. 评估环境　安静整洁，宽敞明亮。

【操作前准备】

1. 人员准备　仪表整洁，符合要求。洗手，戴口罩。

2. 物品准备

（1）操作台：治疗单、静脉注射所用药物、注射器。

（2）按要求检查所需用物，符合要求方可使用

1）双人核对药物名称、浓度、剂量、有效期、给药途径。

2）检查药物的质量、标签，液体有无沉淀和变色，有无渗漏、混浊和

破损。

3）检查注射器和无菌棉签的有效期、包装是否紧密无漏气，安尔碘的使用日期是否在有效期内。

（3）配制药液

1）安尔碘棉签消毒药物瓶口，掰开安瓿，瓿帽弃于锐器桶内。

2）打开注射器，将外包装袋置于生活垃圾桶内，固定针头，回抽针栓，检查注射器，取下针帽置于生活垃圾桶内，抽取安瓿内药液，排气，置于无菌盘内。在注射器上贴上患者床号、姓名、药物名称、用药方法的标签。

3）再次核对空安瓿和药物的名称、浓度、剂量、用药方法和时间。

（4）治疗车上层治疗盘内放置备用注射器一支、安尔碘、无菌棉签，无菌盘内放置配好的药液、垫巾。以上物品符合要求，均在有效期内。治疗车下层放置生活垃圾桶、医疗废物桶、锐器桶，含有效氯500mg/L消毒液桶。

【操作程序】

1. 携用物推车至患者床旁，核对床号、姓名、病历号和腕带（请患者自己说出床号和姓名）。

2. 向患者说明静脉注射的方法、配合要点、注射药物的作用和副作用。

3. 协助患者取舒适体位，充分暴露穿刺部位，放垫巾于穿刺部位下方。

4. 在穿刺部位上方5~6cm处扎止血带，末端向上，以防污染无菌区。

5. 安尔碘棉签消毒穿刺部位皮肤，以穿刺点为中心向外螺旋式旋转擦拭，直径>5cm。

6. 再次核对患者床号、姓名和药名。

7. 嘱患者握拳，使静脉充盈，左手拇指固定静脉下端皮肤，右手持注射器与皮肤成15°~30°自静脉上方或侧方刺入，见回血可再沿静脉进针少许。

8. 保留静脉通路者　安尔碘棉签消毒静脉注射部位三通接口，以接口处为中心向外螺旋式旋转擦拭。

9. 静脉注射过程中，观察局部组织有无肿胀，严防药液渗漏，如出现渗漏立即拔出针头，按压局部，另行穿刺。

10. 拔针后，指导患者按压穿刺点3分钟，勿揉，凝血功能差的患者适当延长按压时间。

11. 再次核对患者床号、姓名和药名。

12. 将止血带与输液垫巾对折取出，输液垫巾置于生活垃圾桶内，止血带放于含有效氯500mg/L消毒液桶中。整理患者衣物和床单位，观察有无不良反应，并向患者讲明注射后注意事项。快速手消毒剂消毒双手，推车回治疗室，按医疗废物处理原则整理用物。

13. 洗手，在治疗单上签字并记录时间。按护理级别书写护理记录单。

【注意事项】

1. 严格执行查对制度，需双人核对医嘱。

2. 严格遵守无菌操作原则。

3. 了解注射目的、药物对血管的影响程度、给药途径、给药时间和药物过敏史。

4. 选择粗直、弹性好、易固定的静脉，避开关节和静脉瓣。常用的穿刺静脉为肘部浅静脉：贵要静脉、肘正中静脉、头静脉。小儿多采用头皮静脉。

5. 根据患者年龄、病情和药物性质掌握注入药物的速度，并随时听取患者主诉，观察病情变化。必要时使用微量注射泵。

6. 对需要长期注射者，应有计划地由小到大、由远心端到近心端选择静脉。

7. 根据药物特性和患者肝肾或心脏功能，采用合适的注射速度。随时听取患者主诉，观察体征和其病情变化。

第六节　真空静脉采血

【目的】

协助临床诊断疾病，为临床治疗提供依据。

【评估】

1. 评估患者

（1）核对

1）非条码：双人核对化验单床号、姓名、病历号和检查项目。检查采血管在有效期内，并在采血管上注明患者姓名和病历号。遵医嘱采血。

2）条码：双人核对医嘱，确认采血条形码信息（床号、姓名、病历号和检查项目等）。检查采血管颜色是否与检查项目一致，将条形码贴于采血管上。

（2）核对患者床号、姓名、病历号和腕带（请患者自己说出床号和姓名）。

（3）解释操作目的和方法。

（4）评估患者采血部位皮肤和肢体情况：皮肤完好、血管有弹性、肢体活动良好。

（5）根据采血的要求，询问患者是否进食。

2. 评估环境　安静整洁，宽敞明亮。

【操作前准备】

1. 人员准备　仪表整洁，符合要求。洗手，戴口罩。

2. 物品准备 治疗车上层放置快速手消毒剂、垫巾、止血带、真空采血器 2 个、治疗盘内放一次性采血针 2 支、无菌棉签、安尔碘、试管架上放采血管 2 个、化验单。以上物品符合要求，均在有效期内。治疗车下层放置生活垃圾桶、医疗废物桶、锐器桶、含有效氯 500ml/L 消毒液桶。

【操作程序】

1. 携用物推车至患者床旁

1）非条码：护士须拿化验单与患者核对床号、姓名、病历号和腕带（请患者自己说出床号和姓名）。

2）条码：护士须拿贴有条形码的采血管与患者核对床号、姓名、病历号和腕带（请患者自己说出床号和姓名）。

2. 协助患者取安全舒适体位，暴露穿刺部位。

3. 穿刺部位下方垫巾，取出止血带垫于穿刺部位下方。

4. 取出干棉签，蘸安尔碘于棉签 2/3 处，以穿刺点为中心，由内向外环形消毒取血部位皮肤，直径应 >5cm，消毒后的棉签置于医疗废物桶内。

5. 系好止血带，止血带距进针部位 7.5 ~ 10cm。

6. 取出真空采血器、一次性采血针，打开采血针套帽，将针旋紧在真空采血器上，并检查连接是否牢固。

7. 取一根干棉签夹于右手中指与环指间备用。

8. 右手持真空采血器，左手将针头套帽和针帽一并置于生活垃圾桶内。嘱患者握拳，核对患者床号和姓名。一手绷紧皮肤，经穿刺点进针刺入血管，左手取下已核对好的采血管，一手固定采血器，一手将采血管推入采血器尾部的套管内，待取足血量，松开止血带，嘱患者松拳，拔出采血管应反复轻柔颠倒 8 次，直立于血管架上。

9. 取血完毕，左手用干棉签压住皮肤和血管的进针处，拔出针头按压，同时告知患者采血后注意事项。

10. 棉签放于医疗废物桶内，针头直接放入锐器盒内，将采血器浸泡于含有效氯 500mg/L 消毒液中。

11. 对折取出止血带与垫巾，垫巾放入生活垃圾桶，将止血带浸泡于含有效氯 500mg/L 消毒液中。

12. 协助患者恢复舒适体位，整理床单位，呼叫器放于患者枕边，并做好解释工作。

13. 再次核对患者床号和姓名。

1）非条码：在化验单上注明采血时间，用化验单将采血管卷好放在血管架上。

2）条码：将采血管放在血管架上。

14. 快速手消毒剂消毒双手，推车回治疗室，按要求正确处理标本。

1）非条码：标本及时送检。

2）条码：及时在电脑上刷条形码，并及时送检。

15. 按医疗废物分类原则处理用物。

16. 洗手，按要求书写护理记录单。

【注意事项】

1. 根据检测项目要求，做好患者检测前准备，并于静脉采血前加以询问。如患者检测需要禁食的项目，则应于静脉采血前询问。

2. 用两种以上方法确保患者身份识别的准确。以询问"患者姓名"、核对"患者病历号"、"年龄"和"出生日期"的方法，避免出现患者姓名中有"同音同字"和"同音不同字"的情况。

3. 将条码沿采血管线贴好，露出无标签的采血管壁，以便观察取血情况。

4. 避免选择"血肿部位"、"静脉输液同侧"的静脉和"静脉留置管路"处进行采血。

5. 选择穿刺血管时，应避免用力拍打血管或患者反复松紧拳头的动作。

6. 应用消毒剂进行皮肤消毒，待充分干燥后，方可进行静脉穿刺。

7. 消毒皮肤后将止血带系于穿刺点以上 7.5～10cm 处，止血带原则上使用不超过 1 分钟。

8. 采血针与持针器连接稳妥后，进行静脉穿刺，确定采血针进入静脉后再按顺序连接采血管。

9. 采血管应按美国临床和实验室标准协会（CLSI）推荐顺序依次采集：血培养管、蓝色盖管、黑色盖管、黄色盖管、红色盖管、绿色盖管、紫色盖管、灰色盖管。

10. 采血管头盖部分应高于采血管底部分，避免血液逆流；将采血管带有标签的一面向下放置，以便观察采血管内血液收集情况。

11. 当血液停止流入采血管时，方可取下采血管，切不可过早取下。

12. 当同时取多管血时，取下采血管后应立即轻柔颠倒混匀 2 次，然后将下一个采血管推入持针器继续采血，待将血液全部采集完毕后，将全部采血管再轻柔颠倒混匀 6 次。

13. 采血全过程结束后，先取下最后一个采血管再拔针。

14. 采血完毕，如发现血量不足或血量过多时，各采血管之间绝对不允许相互倾倒血液。

15. 如果一次静脉穿刺失败，应先取下采血管，再拔针；同时更换采血针，选取对侧血管重新操作。可指导患者采取"拇指放在手臂上方穿刺点处，其余四指放在手臂下方"的方法进行穿刺点按压，持续5~10分钟，勿揉，凝血功能差的患者适当延长按压。

第七节 外周静脉密闭式留置针穿刺

【目的】

1. 输液时间长，输液量较多的患者。
2. 老人、儿童和躁动不安的患者。
3. 输全血或血液制品的患者。
4. 需做糖耐量试验以及连续多次采集血标本的患者。

【评估】

1. 评估患者

（1）双人核对医嘱，核对患者床号、姓名、病历号、药物名称、浓度、剂量、给药途径、给药时间和药物过敏史。查看病历，了解患者年龄、病情和用药目的。

（2）携输液卡至患者床旁，核对患者床号、姓名、病历号和腕带（请患者自己说出床号和姓名）。

（3）评估患者的过敏史、既往静脉穿刺史、输注史、治疗周期和药物对血管的影响、配合程度和自理程度、患者局部皮肤的清洁及完整程度。

（4）讲解输液目的和方法，告知所输注药物名称。

（5）询问患者是否需要去卫生间。

（6）调整输液架，或备好输液架置床旁，并告知患者下床时注意。

2. 评估环境 安静整洁，宽敞明亮。

【操作前准备】

1. 人员准备 仪表整洁，符合要求。洗手，戴口罩。

2. 物品准备 治疗车上层放置治疗盘，内放备用输液器、外周静脉留置针、无针接头、透明贴膜各2套、配置好的输液、安尔碘、无菌棉签、盛排液用小碗、止血带、输液垫巾、快速手消毒剂和输液卡。以上物品符合要求，均在有效期内。治疗车下层放置生活垃圾桶、医疗废物桶、锐器桶，含有效氯500mg/L消毒液桶。按要求检查药物有无破损、沉淀，检查输液袋外包装名称、有效期，液体有无沉淀和变色、有无渗漏、混浊混浊及破损。检查输液器、外周静脉留置针、无针接头、透明贴膜、安尔碘及无菌棉签有效期，包装是否紧密无漏气。

【操作程序】

1. 携用物推车至患者床旁，核对床号、姓名、病历号和腕带（请患者自己说出床号和姓名)。

2. 将输液袋挂在输液架上，取出输液器，输液器外包装置于生活垃圾桶内，排气管不用时置于锐器桶内，打开水止，排气至过滤器下方，关闭水止。打开留置针和无针接头外包装、连接至输液器，再次排气至穿刺针上方。打开透明贴膜，准备胶布贴于治疗盘内。

3. 向患者解释操作过程，协助患者取舒适卧位，充分暴露穿刺部位，将输液垫巾放于穿刺部位下方。

4. 取出止血带放于穿刺部位下方，系好止血带，止血带位于穿刺点上方7.5～10cm处。

5. 安尔碘棉签消毒穿刺部位皮肤，以穿刺点为中心向外螺旋式旋转擦拭，并自然待干，消毒面积为8cm×8cm，撤去留置针护帽，排净留置针下端气体。

6. 再次核对患者床号和姓名。

7. 嘱患者握拳，使静脉充盈，绷紧皮肤，以15°～30°直刺静脉，见回血后再进入少许，推入外套管，撤出针芯，松开止血带，松开水止，嘱患者松拳。

8. 以穿刺点为中心，用透明贴膜固定留置针柄，胶布固定留置针尾部。再次观察回血，调节输液滴速。

9. 再次核对患者床号、姓名和药名。

10. 将止血带与输液垫巾对折取出，输液垫巾置于生活垃圾桶内，止血带放于含有效氯500mg/L消毒液桶中。整理患者衣物及床单位，观察有无输液外渗、堵塞及不良反应，并向患者讲明输液期间的注意事项(如，"您现在感觉怎么样，我已经把滴速调好，请您不要自己调节滴速。""我会定时来巡视病房，如果您有什么不舒服，请您按呼叫器叫我，我将呼叫器放置您枕边，您现在有什么不舒服吗?""谢谢您的配合")。

11. 快速手消毒剂消毒双手，注明穿刺日期和时间。推车回治疗室，按医疗废物分类处理原则整理用物。

12. 洗手，在输液卡上签字并记录时间。按护理级别书写护理记录单。

外周静脉留置针封针

1. 护士巡视病房时发现患者输液即将走完，评估穿刺点情况。可进行封管。

2. 回治疗室。洗手，戴口罩。

3. 准备用物 治疗车上层放置快速手消毒剂，治疗盘内放置安尔碘、无菌棉签、5ml注射器2支，配制好的适宜浓度的肝素盐水1袋；治疗车下层放置生活垃圾桶、医疗废物桶、锐器桶，按要求检查所需用物。

4. 准备完毕，携输液卡，推车至患者床旁，核对患者信息。

5. 观察输液确认输液完毕，关闭输液器水止，将输液器与无针接头分离。

6. 用安尔碘棉签用力擦拭肝素盐水配液口。

7. 打开 5ml 注射器，抽取适量肝素盐水，取下注射器针头，置于锐器盒内。

8. 再次核对患者信息，将注射器与无针接头连接，一手固定无针接头，一手脉冲式注入适量肝素盐水，肝素盐水未推尽时，先关闭留置针延长管上的小夹子，再拔出注射器，置于黄色垃圾袋中。

9. 再次核对患者信息。

10. 分离输液袋和输液器，输液袋置于黑色垃圾袋中，将输液器毁形处理。

11. 快速手消毒剂消毒双手，整理患者衣物及床单位，讲解输液间歇期留置针注意事项。

12. 快速手消毒剂消毒双手，推车回治疗室，按医疗废物分类处理原则整理用物。

13. 洗手，需要时按护理级别书写护理记录单并签字。

外周静脉留置针的撤除

1. 遵医嘱停止输液，再次核对患者腕带、床号和姓名。

2. 向患者解释操作过程，协助患者取舒适体位。

3. 移除固定留置针尾部的胶布，从留置针尾部至穿刺点方向轻轻移除固定留置针的贴膜。

4. 轻轻拔除导管，用无菌棉签按压穿刺点止血。

5. 止血成功后用新的输液贴覆盖伤口。

6. 重新评估患者舒适度。告知患者注意事项。

7. 快速手消毒剂消毒双手，推车回治疗室，按医疗废物分类处理原则整理用物。

8. 按六步洗手法洗手，按护理级别书写护理记录单。

【注意事项】

1. 所有导管为一次性物品，禁止重复使用，即使穿刺不成功也不得再次送入血管。

2. 穿刺工具和输液设备最好为螺口连接。

3. 成人应用上肢的背侧和桡侧进行置管，避免使用下肢血管和桡静脉腕关节部位。

4. 置管首选上肢远端部位，再次穿刺应位于前次穿刺点的近心端。

5. 成人外周留置针保留时间 72～96 小时；儿童如无并发症发生，可用至治疗结束。

6. 不得在置有外周静脉留置针的一侧肢体上端用血压袖带和止血带。

7. 固定留置针的透明贴膜应以穿刺点为中心覆盖，胶布不可覆盖穿刺点，以免影响观察。

8. 封管用肝素盐水浓度范围为 0～10U/ml，封管的肝素盐水剂量至少为最小剂量为导管管腔容量 + 延长装置的 2 倍。

9. 封针时，先夹闭留置针上的小夹子，再拔针，注射器内液体不推尽。

第八节　密闭式静脉输液

【目的】

1. 维持水和电解质、酸碱平衡，补充能量和水分。

2. 补充营养，维持热量。

3. 输入药物，达到治疗疾病的目的。

4. 抢救休克，增加循环血量，维持血压。

5. 输入脱水剂，提高血液渗透压，达到减轻脑水肿、降低颅内压、改善中枢神经系统的目的。

【评估】

1. 评估患者

（1）双人核对医嘱。

（2）核对床号、姓名、病历号和腕带（请患者自己说出床号和姓名）。

（3）评估患者穿刺部位皮肤和血管情况：选择合适静脉输注部位，评估药物对血管的影响程度。

（4）告知患者输液目的、方法和输注药物名称。

（5）询问患者是否需要去卫生间。

（6）调整输液架，或备好输液架于床旁，并告知患者下床时注意。

2. 评估环境　安静整洁，宽敞明亮，关闭门窗，室温适宜，隔离帘遮挡。

【操作前准备】

1. 人员准备　仪表整洁，符合要求。洗手，戴口罩。

2. 物品准备　操作台上放置输液卡、输液用药物、输液袋、输液器、注射器。治疗车上层放置治疗盘内放备用输液器和头皮针各 1 套、输液胶贴、配制好的输液、安尔碘、无菌棉签、盛排液用小碗、止血带、输液垫巾、快速手消毒剂。以上物品符合要求，均在有效期内。治疗车下层放置生活垃圾桶、医疗废物桶、锐器桶，含有效氯 500mg/L 消毒液桶。

（1）双人核对药物名称、浓度、剂量、有效期、给药途径。

（2）检查药物有无破损、沉淀，检查输液袋外包装名称、有效期，液体有无沉淀和变色、有无渗漏、混浊和破损。

（3）检查注射器、输液器、输液胶贴、安尔碘和无菌棉签有效期，包装是否紧密无漏气。

3. 配制输液

（1）打开输液袋外包装，外包装置于车下生活垃圾桶内。安尔碘棉签消毒输液袋入液口（加药口），棉签置于医疗废物桶内。

（2）安尔碘棉签消毒药物安瓿，掰开安瓿，瓿帽弃于锐器桶内。

（3）打开注射器，将外包装置于生活垃圾桶内，固定针头，回抽针栓，检查注射器，取下针帽置于生活垃圾桶内，抽取安瓿内药液，将药液自入液口注入输液袋内，拔出注射器，将针头插入锐器桶专用卡槽，卸下针头，注射器置于医疗废物桶内。

（4）再次核对药物名称、剂量，将安瓿置于锐器桶内，将患者姓名、床号、药物名称、剂量、日期抄于输液标签上，在输液袋无字面上贴上输液标签。

（5）打开输液袋出液口，安尔碘棉签消毒输液袋出液口，关闭水止，打开输液器外包装，将输液器顶端针头插入输液袋出液口内至针头根部。

（6）再次核对输液卡和输液标签（药物名称、浓度、剂量、用药方法和途径），在输液卡配药者处记录时间并签字。

【操作程序】

1. 核对患者床号、姓名、病历号和腕带（请患者自己说出床号和姓名）。

2. 将输液袋挂在输液架上，取出输液器，输液器外包装置于生活垃圾桶内，排气管不用时置于锐器桶内；将头皮针与输液器连接处拧紧，打开水止，常规排气过过滤器至输液器头皮针上方，备好输液胶贴于治疗盘内。

3. 协助患者取舒适卧位，充分暴露穿刺部位，放输液垫巾于穿刺部位下方。

4. 取出止血带放于穿刺部位下方，系好止血带，止血带位于穿刺点上方7.5～10cm处。

5. 安尔碘棉签消毒穿刺部位皮肤，以穿刺点为中心向外螺旋式旋转擦拭，直径 >5cm，撤去头皮针护帽，排净输液器下端气体。

6. 再次核对患者床号、姓名和药名。

7. 嘱患者握拳，使静脉充盈，绷紧皮肤进针5°～15°，见回血后将针头再沿静脉送入少许，松开止血带，松开水止，嘱患者松拳。

8. 护士用拇指固定头皮针翼，首先用胶贴固定头皮针翼，再取一条带无菌敷料的胶贴贴于穿刺点处，第三条胶贴固定过滤器上方的输液器，第四条胶贴固定盘好的头皮针导管。四条胶贴呈平行贴放，不得重叠。再次观察回血，根据患者年龄、病情、药物性质和心肺肾功能调节输液滴速。

9. 再次核对患者床号、姓名和药名。

10. 向患者和家属交代输液中的注意事项，将呼叫器置于患者易取处。

11. 将止血带与输液垫巾对折取出，输液垫巾置于生活垃圾桶内，将止血带浸泡于含有效氯 500mg/L 消毒液中。整理患者衣物和床单位，观察有无输液外渗、堵塞和不良反应，并向患者讲明输液期间的注意事项。

12. 快速手消毒剂消毒双手，推车回治疗室，按医疗废物处理原则处理用物。

13. 洗手，在输液卡上签字并记录时间。按护理级别书写护理记录单。

停止输液

1. 遵医嘱停止输液，再次核对患者床号、姓名、病历号和腕带（请患者自己说出床号和姓名）。

2. 协助暴露穿刺部位，依次摘去输液胶贴，贴于输液管上，关闭水止，用带有无菌敷料的胶贴轻轻按压穿刺点上方，快速拔出针头，按压片刻至无出血，取下输液袋，将输液架归位。询问患者有无不适。

3. 携用物回治疗室，将输液袋置于生活垃圾桶内，剪掉输液器针头和头皮针置于锐器桶（利器盒）内，输液器导管置于医疗废物桶内。

4. 洗手，按护理级别书写护理记录单。

【注意事项】

1. 根据患者年龄、病情、药物性质调节输液滴速：成人 40~60 滴/分，儿童 20~40 滴/分。年老体弱、婴幼儿、心肺疾病患者速度宜慢；对脱水严重、血容量不足，心肺功能良好者速度可快；一般溶液滴速可稍快，而高渗盐水、含钾药物、升压药宜慢。

2. 对长期输液的患者，应当注意保护和合理使用静脉。

3. 观察患者输液反应，如有发生应及时处理。

第九节　密闭式静脉输血

【目的】

1. 补充血容量，改善血液循环；补充红细胞，纠正贫血；补充各种凝血因子、血小板，改善凝血功能。

2. 输入新鲜血液，补充抗体和白细胞，增加机体抵抗力。

【评估】

1. 评估患者

（1）双人核对医嘱。

（2）核对患者床号、姓名、病历号和腕带（请患者自己说出床号和姓名）。

（3）评估患者的病情、血型、有无输血史和不良反应。

（4）向患者解释输血目的和过程，所输入血液制品的种类，取得患者配合。

（5）评估患者输血部位的皮肤、血管情况，选择适宜的输注部位。

（6）询问患者是否去卫生间，准备好输液架。

2. 评估环境 安静整洁，宽敞明亮。

【操作前准备】

1. 人员准备 仪表整洁，符合要求。洗手，戴口罩。

2. 双人核对配血报告单和血袋：姓名、性别、年龄、病历号、门急诊/病室、床号、血型、RH、输血种类、输血量、血袋编号，配血无凝集、无混浊。遵医嘱核对输血用生理盐水。

3. 物品准备 治疗车上层放置生理盐水、血液袋、配血报告单、输血卡（或输液记录卡），治疗盘内放安尔碘、无菌棉签、输液胶贴、输血器两套、止血带、输液垫纸、排液用小碗、快速手消毒剂。以上物品符合要求，均在有效期内。治疗车下层放置生活垃圾桶、医疗废物桶、锐器桶、含有效氯500mg/L消毒液桶。

4. 输液器连接血袋

（1）打开生理盐水外包装，打开输液袋出液口封口，取出棉签蘸取安尔碘消毒输液袋出液口。

（2）在输血器包装外关闭水止，打开输血器外包装，将输血器针头插入输液袋出液口，将连接好输血器的输液袋放于治疗盘内，将核对无误的血袋和配血单放于治疗车上，操作者签字并记录时间。

【操作程序】

1. 携用物推车至患者床旁，由两名护士共同核对患者床号、姓名、血型、病历号和腕带（请患者自己说出床号和姓名）。

2. 双人共同核对配血单和血袋 姓名、床号、性别、病历号，血型、RH、输血种类、输血量、血袋编号，配血无凝集、无混浊。

3. 将生理盐水挂于输液架上，打开输血器外包装取出输血器，排气管弃于锐器桶内，外包装弃于生活垃圾桶内，拧紧头皮针与输血器连接处，打开水止，常规排气过过滤器至输血器头皮针上方，关闭水止。

4. 协助患者取舒适体位，减少暴露。

5. 备好输液胶贴于治疗盘内，治疗盘边露出少许，便于取用。

6. 协助患者暴露穿刺部位，在穿刺点下方垫巾，止血带放于穿刺部位下方，系好止血带。止血带系于距穿刺点上方 7.5~10cm 处。

7. 取棉签蘸适量安尔碘，以穿刺点为中心向外旋转棉签环形消毒皮肤，

直径 >5cm，棉签用后弃于医疗废物桶内。

8. 再次核对患者床号、姓名和血型。

9. 撤去头皮针护帽，弃于生活垃圾桶内，排净气体，将液体滴入小碗内。

10. 嘱患者握拳，绷紧皮肤进针，见回血后再将针头沿静脉送入少许，松开止血带，嘱患者松拳，松开水止。

11. 以拇指固定头皮针针翼，取一条输液胶贴固定针翼，再取一条带无菌敷料的胶贴贴于穿刺点处，第三条胶贴固定过滤器上方的输血器导管，第四条胶贴固定已盘好的头皮针导管。四条胶贴呈平行贴放，不得重叠。调节滴速 <20 滴/分。

12. 将输液垫纸与止血带对折取出，垫纸弃于生活垃圾桶内，止血带泡入含有效氯 500mg/L 消毒液桶。

13. 再次观察回血，确保输液通畅。

14. 再次核对患者床号、姓名和血型。

15. 拧开血袋进针口套帽，套帽弃于生活垃圾桶内，取下生理盐水，从生理盐水袋中拔出输血器针头插入血袋的进针口，将血袋挂于输液架上。

16. 告知患者常见输血反应的临床表现有腰酸、背痛、发热、发冷、瘙痒、皮疹等，以及输血部位有异常，及时通知医护人员。

17. 协助患者取舒适体位，将呼叫器放于枕边。

18. 再次核对配血单和血袋（患者床号、姓名和血型）。

19. 再次观察穿刺部位。

20. 快速手消毒剂消毒双手，推车回治疗室，按医疗废物分类处理原则处理用物。

21. 洗手，书写护理记录单，记录输血开始时间。

22. 15 分钟后至患者床旁，观察有无不良反应。若无不良反应，可根据医嘱、患者身体状况、血液成分调节滴速（根据医嘱所需速度，可适当加快）。

23. 洗手，在输液卡上签字并记录时间。书写护理记录单。

【注意事项】

1. 在取血和输血过程中，严格执行无菌操作和查对制度。

2. 输血前必须经两人核对无误方可输入。

3. 血液取回后勿振荡、加温，避免血液成分破坏引起不良反应。

4. 输血完毕或输入两份以上供血者的血液时，在两份血液之间输入生理盐水，防止发生反应。

5. 输血袋用后需低温保存 24 小时。

第十节　输液泵使用

【目的】

1. 精确控制单位时间内静脉输液的量。

2. 持续监测静脉输液过程中的各种异常情况，提高输液安全性。

【评估】

1. 评估患者

（1）双人核对医嘱。

（2）核对患者床号、姓名、病历号和腕带（请患者自己说出床号和姓名）。

（3）评估患者病情和年龄，意识状态和配合能力。

（4）评估患者穿刺部位皮肤和血管情况：皮肤完整，血管有弹性。

（5）向患者解释操作目的和过程，取得患者配合。

（6）询问患者是否需要去卫生间。

（7）备好输液架于床旁，并告知患者下床时注意安全。

2. 评估环境　安静整洁，宽敞明亮；床旁有电源，电源设备完好。

【操作前准备】

1. 人员准备　仪表整洁，符合要求。洗手，戴口罩。

2. 输液泵检查　接通输液泵电源，检查输液泵处于完好备用状态。核对根据医嘱所配制的药液，药液包装完好，无混浊、无沉淀，在有效期内。

3. 遵医嘱配制药液。

4. 物品准备　治疗车上层放置输液泵、药液袋，治疗盘内放安尔碘、无菌棉签、输液胶贴、排液用小碗、备用输液器（泵管）和头皮针各1套，止血带、输液垫巾、输液泵、快速手消毒剂、输液巡视卡。以上物品符合要求，均在有效期内。治疗车下层放置医疗废物桶、生活垃圾桶、锐器桶、含有效氯500mg/L消毒液桶。

【操作程序】

1. 携用物推车至患者床旁，核对患者床号、姓名、病历号和腕带（请患者自己说出床号和姓名）。

2. 将输液泵固定在输液架上，接通电源。

3. 将输液袋挂在输液架上，取下输液器外包装，取出输液器，排气管弃于锐器桶内，输液袋外包装弃于生活垃圾桶内。拧紧头皮针与输液器连接处，打开水止，常规排气过过滤器至输液器头皮针上方，关闭水止。

4. 打开输液泵门，将输液器茂菲小壶下段输液管部分正确安装在输液泵内，关闭输液泵门。

5. 打开输液泵电源开关，根据医嘱调节输液速度和预定输液量（须经双人核对）。

6. 备好输液胶贴于治疗盘内侧，协助患者取舒适卧位。

7. 暴露患者穿刺部位皮肤，将输液垫巾垫于穿刺部位下方，取出止血带垫于穿刺部位下方，系好止血带，止血带位于穿刺点上方 7.5～10cm 处。

8. 安尔碘棉签消毒穿刺部位皮肤，以穿刺点为中心，由内向外螺旋式旋转擦拭消毒皮肤，直经 >5cm，棉签用后弃于医疗废物桶内。

9. 再次核对患者床号、姓名和药名。

10. 松开水止，撤去头皮针护帽弃于生活垃圾桶内，启动输液泵，排净输液器下端气体于小碗内，暂停输液泵。

11. 嘱患者握拳，使静脉充盈，绷紧穿刺部位皮肤进针，见回血后再将针头沿静脉送入少许，松开止血带，嘱患者松拳。

12. 护士以拇指固定头皮针翼，用第 1 条胶贴固定头皮针翼，启动输液泵，再取一条带无菌敷料的胶贴贴于穿刺点处，第 3 条胶贴固定好过滤器上方的输液器，第 4 条胶贴固定盘好的头皮针导管，4 条胶贴平行贴放，不得重叠。

13. 将输液垫巾与止血带对折取出，将垫巾弃于生活垃圾桶，止血带泡入含有效氯 500mg/L 消毒液桶内。

14. 再次观察回血，确保输液通畅。整理患者衣物和床单位，观察患者有无输液反应，将呼叫器放于患者枕边。

15. 快速手消毒剂消毒双手，再次核对患者床号、姓名和药名，书写输液巡视卡并签字，将输液巡视卡挂于输液架上。

16. 推车回治疗室，按医疗废物分类处理原则处理用物。

17. 洗手，在输液卡上签字并记录时间。书写护理记录单。

【注意事项】

1. 正确设定输液速度和其他必需参数，防止设定错误延误治疗。

2. 随时查看输液泵的工作状态，及时排除报警、故障，防止液体输入失控。

3. 注意观察患者穿刺部位皮肤情况，防止发生液体外渗，出现外渗及时给予相应处理。

4. 使用输液泵输液时，应先确定输液通畅，然后再输入药物。

第十一节　微量注射泵使用

【目的】

精确控制单位时间内静脉输液的量。持续监测静脉输液过程中各种异常情况，提高输液安全性。

【评估】

1. 评估患者

（1）双人核对医嘱。

（2）核对患者床号、姓名、病历号和腕带（请患者自己说出床号和姓名）。

（3）评估患者病情和年龄，意识状态、配合能力。

（4）向患者解释使用微量泵的目的和过程，取得患者配合。

（5）评估患者输液通路完好，穿刺部位皮肤完整，在有效期。

（6）询问患者是否需要如厕。

（7）备好输液架于床旁，并告知患者下床时注意。

2. 评估环境　床旁有电源，电源完好。安静整洁，宽敞明亮。

【操作前准备】

1. 人员准备　仪表整洁，符合要求。洗手，戴口罩。

2. 检查用物　按要求检查所需物品，符合要求方可使用（接通微量输液泵电源，检查微量输液泵处于完好备用状态。无菌盘内放入根据医嘱所配制的药液，注明床号、姓名、病历号、药液名称、浓度和剂量、用法、日期；检查药液无混浊、无沉淀、是否在有效期内。输液泵管两套。）

3. 操作台　微量输液泵、输液卡，无菌盘内放有用注射器抽吸好的药液、治疗盘、备用输液泵管一套。用物均符合要求。

4. 配制输液

（1）双人核对药液标签、药名、浓度、剂量、有效期、给药途径。

（2）检查瓶口有无松动，瓶身有无破裂，药液有无混浊、沉淀、絮状物和变质。

（3）检查注射器、安尔碘、75%乙醇、无菌棉签等，包装无破裂，在有效期内。

（4）按正规操作抽吸药液，并贴好标识，置于无菌盘内。

（5）再次核对药液，记录时间并签字。

5. 物品准备　治疗车上层放置准备好的无菌盘、治疗盘、微量输液泵、快速手消毒剂、输液巡视卡。以上物品符合要求，均在有效期内。治疗车下层放置医疗废物桶、生活垃圾桶、锐器桶、含有效氯500mg/L消毒液桶。

【操作程序】

1. 携用物推车至患者床旁，核对床号、姓名、病历号和腕带（请患者自己说出床号和姓名）。

2. 连接注射器与输液泵管，排尽空气，将注射器安装在微量输液泵上，接通电源。

3. 拧紧输液泵管与注射器连接处。

4. 打开微量泵电源开关，根据医嘱设定输液总量、速度，确认运行正常（须经双人核对）。

5. 再次核对患者床号、姓名和药名。

6. 将微量泵管与患者输液通路相连，并妥善固定，按"START"键运行。

7. 观察回血，确保输液通畅。整理患者衣物和床单位，观察患者有无输液反应，将呼叫器放于患者枕边。

8. 快速手消毒剂消毒双手，再次核对患者床号、姓名和药名，书写输液巡视卡并签字，将输液巡视卡挂于输液架上。

9. 推车回治疗室，按医疗废物分类处理原则处理用物。

10. 洗手，在输液卡上签字并记录时间。书写护理记录单。

【注意事项】

1. 更换药液时动作迅速，及时更换标签，并详细交班。

2. 正确设定输液速度和其他必需参数，防止设定错误延误治疗。

3. 随时查看微量输液泵的工作状态，及时排除报警、故障，防止液体输入失控。

4. 注意观察患者穿刺部位皮肤情况，防止发生液体外渗，出现外渗及时给予相应处理。

5. 使用微量输液泵输液时，应先确定输液通畅，然后再输入药物。

6. 微量泵应定期充电、定期维修，设专人保管并有使用登记。

第十二节　经外周静脉置入中心静脉导管置管

【目的】

1. 提供中长期静脉输液通道。

2. 减少反复静脉穿刺带来的痛苦，以保护患者外周静脉。

【评估】

1. 评估患者

（1）双人核对医嘱。

（2）核对患者床号、姓名、病历号和腕带（请患者自己说出床号和姓名）。

（3）评估患者病情、年龄、血管条件、意识状态、治疗需求、心理反应和合作程度，是否需要借助影像技术帮助辨认和选择血管。

（4）向患者解释操作目的、方法，注意事项和指导患者配合。

2. 评估环境　安静整洁，宽敞明亮。

【操作前准备】

1. 人员准备 仪表整洁，符合要求。洗手，戴口罩。

2. 物品准备 治疗车上层放置血管超声机（按需）1 台、一次性无菌手术衣 1 件、一次性无菌手套 2 副、一次性防水垫巾 1 个、止血带 1 根、纸尺 1 个、一次性置管包［（含自上而下顺序）、治疗巾 1 包、治疗碗 1 个（含大棉球 6 个、止血钳或无菌镊 2 件）、大铺巾 1 件、孔巾 1 件、弯盘 1 个（含方纱 4 块、手术剪 1 件、无菌胶贴 3 个、透明敷料 1 个）、PICC 导管（前修剪或后修剪）1 套、无针输液接头］、100ml 生理盐水 1 袋、250ml 生理盐水 1 瓶、20ml 注射器 2 支、10ml 注射器 1 支、75% 乙醇和碘伏（或洗必泰）各 1 瓶、棉签 1 包、一次性抗过敏胶布 1 卷、弹力绷带 1 包、快速手消毒剂 1 瓶、肝素盐水（0～10U/ml）1 袋。以上物品符合要求，均在有效期内。治疗车下层放置医疗废物桶、生活垃圾桶、锐器桶。

【操作程序】

1. 携用物推车至患者床旁，核对患者床号、姓名、病历号和腕带（请患者自己说出床号和姓名）。

2. 协助患者摆体位，术肢外展与躯体成 90°。

3. 在穿刺肢体下垫一次性防水垫巾，放置止血带。

4. 选择穿刺部位，静脉选择原则为首选贵要静脉、次选正中静脉、末选头静脉，测量导管置入长度和上臂围。

5. 顺序

（1）从预穿刺点沿静脉走向至右胸锁关节，然后向下至第 3 肋间为导管置入长度。

（2）在肘窝上方 10cm 处测量双侧上臂围，快速手消毒剂消毒双手。

6. 打开 PICC 置管包，戴无菌手套。

7. 取无菌治疗巾垫在术肢下，助手将止血带放好。

8. 消毒 以穿刺点为中心，75% 乙醇棉球消毒 3 遍、0.5% 碘伏棉球消毒三遍（第一遍顺时针、第二遍逆时针、第三遍顺时针），消毒范围上下直径 >20cm，两侧至臂缘（推荐整臂消毒）。

9. 脱手套，快速手消毒剂消毒双手。

10. 穿无菌手术衣，戴无菌手套。

11. 铺大治疗巾和孔巾，覆盖术肢，暴露穿刺点。

12. 前修剪：助手将 3 支注射器打开放入无菌区内，并协助术者按需抽取 10ml 肝素盐水 1 支、20ml 生理盐水 2 支备用，协助术者应用生理盐水冲洗无菌手套并擦干。后修剪：助手将 3 支注射器打开放入无菌区内，并协助术者抽取 10ml 生理盐水 2 支、20ml 生理盐水 1 支备用，协助术者应用生理盐水冲洗无菌手套并擦干。助手打开 PICC 导管、穿刺针、输液接头外包装，将其放入无菌区内。

13. 前修剪：应用 20ml 生理盐水预冲导管、输液接头，检查导管完整性并用生理盐水浸润导管；撤出导丝至比预计长度短 0.5～1cm 处，按预计导管长度修剪导管。后修剪：应用 20ml 生理盐水预冲导管、减压套筒、延长管、输液接头，检查导管完整性并用生理盐水浸润导管；应用 10ml 生理盐水预冲并连接穿刺针。将预冲好的 PICC 导管、输液接头、10ml 肝素盐水注射器、弯盘（含方纱 4 块、手术剪 1 件、无菌胶贴 3 个、透明敷料 1 个）置于术者旁无菌区内。

14. 助手位于对侧，在预穿刺部位上方倒扎止血带，嘱患者握拳，使静脉充盈。

15. 前修剪　再次核对后进行穿刺。

（1）取出穿刺针，握住回血腔两侧，去除针帽，转动针芯，以 15°～30°实施穿刺。

（2）见回血后降低穿刺角度再进针 0.5～1cm，使导入鞘尖端进入静脉，鞘内可见回血。进一步推进导入鞘，确保导入鞘送入静脉。

（3）从安全型导入鞘中退出穿刺针。

（4）左手示指按压导入鞘前端止血，拇指固定插管鞘，嘱患者松拳，助手协助松止血带，按住白色针尖保护按钮，确认穿刺针回缩至针尖保护套中，将针尖保护套放入指定的锐器收集盒内。鞘下垫无菌纱布。

16. 后修剪　再次核对后进行穿刺。

（1）以 15°～30°实施穿刺。

（2）见回血后降低穿刺角度再进针 0.5～1cm，使插管鞘尖端进入静脉，鞘内可见回血。固定钢针，单独向前推进插管鞘，将插管鞘送入静脉。

（3）左手示指按压插管鞘前端止血，拇指固定插管鞘，嘱患者松拳，助手协助松止血带，右手撤出穿刺针，固定好插管鞘，鞘下垫无菌纱布。

17. 前修剪（置入导管）　轻轻拿住 PICC 导管外套将导管送至导入鞘末端，然后将 PICC 导管沿导入鞘逐渐缓慢匀速送入静脉。同时嘱患者向穿刺侧转头并将下颌贴肩防止导管误入颈静脉。后修剪：将导管自插管鞘内缓慢、匀速送入，同时嘱患者向穿刺侧转头并将下颌贴肩以防止导管误入颈静脉。

18. 前修剪（退出导入鞘）　将 PICC 导管送入静脉至少 10～15cm 后，指压导入鞘上端静脉固定导管，上盖无菌纱布，从静脉内退出导入鞘，使其远离穿刺部位。后修剪（拔出插管鞘）：送导管至预定长度后，在鞘的末端处静脉压迫止血并固定导管，上盖无菌纱布，然后拔出插管鞘。

19. 前修剪（撕裂并移出导入鞘）　撕裂导入鞘并从置管上撤离，同时嘱患者头转向穿刺方向，下颌贴于肩部，将导管送至"0"点位置。后修剪（撤出支撑导丝）：将导管与导丝的金属柄分离，左手轻压穿刺点上方保持导管的位置，右手缓慢撤出导丝，去除插管鞘。

20. 前修剪：抽回血（不要将血抽到圆盘内），用20ml生理盐水脉冲方式冲管。后修剪（修剪导管长度）：体外保留导管5cm，用无菌剪刀垂直剪断导管（注意不要剪出斜面或毛茬）。

21. 前修剪（撤去导引钢丝） 一手固定导管圆盘，一手撤去导丝。后修剪（安装减压套筒和延长管）：将导管穿过减压套筒与延长管上的金属柄连接，注意一定要推进到底，导管不能起褶，将翼形部分的倒钩和减压套筒上的沟槽对齐，锁定两部分。

22. 前修剪 连接预冲好的输液接头，5ml肝素盐水正压封管。后修剪：安装输液接头，抽回血（不要将血抽到输液接头内，在透明的延长管处见到回血即可），脉冲方式冲管并正压封管。

23. 撤孔巾 无菌方式撤除孔巾，注意不要牵拉导管；用无菌生理盐水纱布清洁穿刺点和周围皮肤的血迹，待干。

24. 固定导管

25. 前修剪

（1）穿刺点应用无菌小方纱固定。

（2）贴透明敷料：透明敷料完全覆盖导管和圆盘进行无张力粘贴，按压敷料周边和导管边缘使敷料粘贴牢固。

（3）先以胶带横向固定贴膜下缘，再以胶布蝶形交叉固定导管和透明敷料。

26. 后修剪

（1）穿刺点应用无菌小方纱固定。

（2）贴透明敷料：透明敷料完全覆盖导管和固定器进行无张力粘贴，按压敷料周边和导管边缘使敷料粘贴牢固。

（3）胶布蝶形交叉固定导管和透明敷料，再以胶带横向固定贴膜下缘。

27. 在透明敷料下方边缘贴上记录穿刺日期、穿刺者姓名的胶带，酌情应用弹力绷带加压包扎固定导管，协助患者取舒适卧位，整理床单位。

28. 脱手套，脱手术衣。向患者和家属交代导管留置期间注意事项。

29. 快速手消毒剂消毒双手，回治疗室，整理用物，医疗废物分类处理。

30. 在即刻执行单上签名和执行时间。

31. 请医生开X线检查的医嘱，确认导管位置与走行。

32. 书写护理记录和导管维护记录单。

【注意事项】

1. 临床护士须取得 PICC 置管操作资质认证后，方可进行置管操作。

2. 置管部位皮肤有感染或损伤，有放疗史、血栓形成史、血管外科手术史或接受乳腺癌根治术和腋下淋巴结清扫术后者为禁忌证。

3. 除耐高压导管外禁止使用 <10ml 注射器给药和冲、封管，应使用脉冲方法冲管正压封管。

4. 常规 PICC 导管不能用于高压注射泵推注造影剂，耐高压导管除外。

5. PICC 置管后 24 小时内更换敷料，并根据使用敷料的种类和贴膜情况决定更换频次；渗血、出汗等导致的敷料潮湿、卷曲、松脱或破损时立即更换。

第十三节　经外周静脉置入中心静脉导管维护

【目的】

减少导管相关性感染的可能并固定 PICC 导管。

【评估】

1. 评估患者

(1) 双人核对医嘱。

(2) 核对患者床号、姓名、病历号和腕带（请患者自己说出床号和姓名）。

(3) 观察穿刺点有无发红、肿胀、渗血和渗液，导管有无移动。

(4) 贴膜有无潮湿、脱落、污染，是否过期。

(5) 向患者解释操作目的、方法和注意事项并指导患者配合。

2. 评估环境　安静整洁，宽敞明亮，必要时遮挡。

【操作前准备】

1. 人员准备　仪表整洁，符合要求。洗手、戴口罩。

2. 物品准备　治疗车上层放置中心静脉置管换药包 1 个、10ml 预冲注射器 2 支、无针密闭输液接头 1 个、肝素盐水（0~10U/ml）1 袋、生理盐水 1 袋、20ml 注射器 1 支、10ml 注射器 1 支、无菌纱布 1 包、清洁治疗巾 1 块、医用胶带 1 卷、尺子 1 把、75% 乙醇 1 瓶、无菌棉签 1 包、快速手消毒剂 1 瓶、油性签字笔 1 支、治疗盘 1 个，以上物品符合要求，均在有效期内。治疗车下层放置生活垃圾桶、医疗废物桶、锐器桶。

【操作程序】

1. 携用物推车至患者床旁，核对患者床号、姓名、病历号和腕带（请患者自己说出床号和姓名）。

2. 查看 PICC 长期护理治疗单，了解置管长度，上臂臂围，近期换药日。

3. 观察穿刺点有无红、肿、渗血和渗液。

4. 观察导管刻度、查看导管有无移动、脱出或进入体内、导管内有无回血。

5. 测量双侧上臂围，测量点为肘上 10cm。

6. 臂下铺清洁治疗巾。

7. 用乙醇纱布清洁贴膜边缘处皮肤。

8. 快速手消毒剂消毒双手。

9. 用乙醇棉签摩擦式消毒输液接头接口处 3 遍，安装 10ml 生理盐水注射器，抽回血，脉冲式冲洗导管。

10. 更换输液接头 取下使用中的输液接头，用乙醇棉签消毒 PICC 接口处 3 遍；连接新的输液接头并用 10ml 肝素盐水脉冲式冲管正压封管，并夹闭输液接头上的小卡子；拧紧输液接头，用抗过敏胶布固定。

11. 以 180°或 0°自上而下移除需要更换的敷料，观察穿刺点有无红肿、渗血、渗液；观察上臂皮肤状况；观察导管体外留置长度，如发现有任何异常立即处理。

12. 快速手消毒剂消毒双手。

13. 按无菌方式打开中心静脉置管换药包，建立无菌区，佩戴无菌手套，合理摆放用物。

14. 以 PICC 穿刺点为中心，使用 75% 乙醇棉棒由内向外螺旋式消毒皮肤三遍，上下 10cm，两侧至臂缘，待干，注意乙醇不要消毒针眼。

15. 以 PICC 穿刺点为中心，使用碘伏棉棒（或洗必泰棉棒）由内向外螺旋式消毒皮肤三遍，上下 10cm，两侧至臂缘，待干。碘伏消毒范围略小于乙醇消毒范围。

16. 体外导管适当放置，固定 PICC 连接器（巴德导管应正确使用固定翼或思乐扣）。

17. 透明敷料固定导管 无张力粘贴敷料，穿刺点应正对透明敷料中央。

18. 免缝胶带固定贴膜边缘。

19. 免缝胶带再次交叉固定贴膜。

20. 脱去手套，快速手消毒剂消毒双手。

21. 将注明 PICC、维护日期的胶布贴于交叉固定的免缝胶带上。

22. 用高举平台法在导管延长管上用一条胶带予以固定。

23. 使用无菌纱布包裹并固定输液接头。

24. 整理用物。

25. 整理患者衣物和床单位。

26. 将呼叫器放于患者手边，讲解 PICC 注意事项。

27. 快速手消毒剂消毒双手，在 PICC 维护记录单上记录并签字。

28. 推车回治疗室，按医疗废物分类处理原则整理用物。

29. 洗手，书写维护记录并签字。

【注意事项】

1. 评估导管功能　输液治疗前要抽吸回血判断导管的功能。

2. 冲管

（1）导管置入后、间断输液治疗时，每次输液前后、不同药物输入之间、导管抽血前后、封管前都必须立即冲管。

（2）每次输血、血制品、TPN等高黏滞性药物后必须立即使用20ml生理盐水脉冲冲管。

（3）治疗间歇期至少每7天冲管一次。

（4）应用乙醇棉签或棉片用力摩擦消毒接头三遍，使用大于10ml注射器，以脉冲方式注入生理盐水。

3. 封管

（1）输液完毕或在两次间断的输液之间，冲管后需用封管液封管，维持导管通畅。

（2）使用正压手法进行封管。

（3）根据患者病情和使用导管情况进行评估，应使用$0 \sim 10U/ml$的肝素盐水进行封管。

4. 更换输液接头　常规至少每7天更换一次，如输血后、取下后等应立即更换。

5. 更换敷料

（1）置管后24小时第一次换药，以后透明贴膜至少每7天换药一次、纱布或非透明敷料每4小时更换；当敷料松动或潮湿时请立即更换。

（2）换药时观察并记录导管刻度，小心拆除原有贴膜，避免牵动导管，严禁导管体外部分移入体内。

（3）换药过程严格无菌操作，消毒皮肤同时注意消毒PICC导管。原则上不用脱碘，如需脱碘，须待碘伏完全干燥后再使用乙醇脱碘；将透明贴膜下边缘与BD圆盘下缘平齐粘贴固定导管，使导管体外部分置于贴膜的无菌保护下。禁止将胶布直接贴于导管体上。

（4）建议使用无菌透明贴膜固定导管，并将记录换药时间的胶布贴于透明贴膜下边缘交叉固定的胶布上面。

6. 日常维护　建立置管和维护档案，每班观察导管使用情况并记录，出现并发症及时上报。

7. 除拆旧思乐扣方法　脱离：轻轻打开锁扣，小心从锁扣上移开导管；卸除：将思乐扣固定装置从皮肤上移开。

8. 使用思乐扣固定法　4P：皮肤处理、按压、撕开、贴放。

9. 消毒皮肤、待干。

10. 导管露出皮肤处逆血管方向摆放弧形（L 形或 U 形）。

11. 在摆放思乐扣处涂抹皮肤保护剂，待干 15 秒。

12. 按思乐扣上箭头所示方向（箭头应指向穿刺点）摆放思乐扣。

13. 将导管安装思乐扣的立柱上，锁定纽扣。

14. 依次撕除思乐扣的背胶纸，将思乐扣贴在皮肤上。

第十四节　中心静脉导管敷料更换

【目的】

减少导管相关性感染的可能并固定导管。

【评估】

1. 评估患者

（1）双人核对医嘱。

（2）核对患者床号、姓名、病历号和腕带（请患者自己说出床号和姓名）。

（3）观察穿刺点有无发红、肿胀、渗液；导管有无移动。

（4）观察贴膜有无潮湿、脱落、污染，是否到期。

（5）向患者解释操作目的、方法和注意事项并指导患者配合。

2. 评估环境　安静整洁，宽敞明亮，必要时遮挡。

【操作前准备】

1. 人员准备　仪表整洁，符合要求。洗手，戴口罩。

2. 物品准备　治疗车上层放置治疗盘、清洁手套 1 双、3M™ Transpore White™易撕敷料胶带 1 卷、快速手消毒剂、75% 乙醇、洗必泰消毒液（首选洗必泰，也可选用碘伏）、换药盘（棉球需单独准备）或口护盘、合适的透明敷料 1 个、无菌手套 1 双，以上物品符合要求，均在有效期内。治疗车下层放置生活垃圾桶、医疗废物桶、锐器桶。

【操作程序】

1. 携用物推车至患者床旁，核对患者床号、姓名、病历号和腕带（请患者自己说出床号和姓名）。

2. 戴清洁手套（建议）并使用乙醇清洁贴膜边缘处皮肤。

3. 撕除旧的敷料。

4. 脱去手套，快速手消毒剂消毒双手。

5. 铺无菌巾，建立无菌区。

6. 打开口护盘或换药盘，倒入洗必泰消毒液和 75% 乙醇，浸湿无菌棉球。

将透明敷料、棉签若干、无菌输液贴置入无菌区，戴无菌手套，使用洗必泰棉签清理穿刺点处血痂。

7. 以中心静脉导管（CVC）穿刺点为中心，使用75%乙醇棉球由内向外螺旋式消毒至少3次，待干。再使用洗必泰棉球消毒3遍，方法同上（建议：可使用第4个洗必泰棉球消毒导管）。

8. 透明敷料固定导管

（1）拿取透明敷料，移除透明敷料的离型纸。

（2）将透明敷料边框预切口的一边对准延长管方向。

（3）无张力粘贴敷料，注意穿刺点应正对透明敷料中央。

（4）轻捏透明敷料下导管接头突出部位，使透明敷料与接头和皮肤充分粘合。

（5）用指腹轻轻按压整片透明敷料，使皮肤与敷料充分接触。

（6）从预切口处移除边框，一边移除边框一边按压透明敷料边缘。

（7）用第一根输液贴胶带固定导管连接器与透明敷料边缘交界处，第二根输液贴胶带交叉固定于第一根胶带上。

（8）在透明敷料的标签纸上标注更换敷料时间，并用标签固定延长管并叠加1/3固定在第2条输液贴胶带上。

9. 用高举平台法将胶带固定在导管的延长管上。

10. 脱手套，洗手。

11. 三通排气方法

（1）更换输液接头和三通，暂停输液，关闭输液端小卡子，去除旧的三通和输液接头，用乙醇棉签消毒中心静脉导管（CVC）接口处三遍，连接新的输液接头和三通。

（2）连接输液，使用清洁治疗巾包裹三通和输液接头，使其置于清洁环境中。

12. 按医疗废物分类处理废弃物。

13. 洗手。

【注意事项】

1. 消毒过程严格执行无菌操作。

2. 不要将胶布直接贴在导管上。

3. 穿刺点渗血，敷料受到污染，贴膜潮湿、卷边、松脱等要及时换药。

4. 不必要的三通和正压接头及时撤掉。

5. 各班按时转房检查管路有无打折，接头是否连接紧密。

6. 每班测量管路外露深度。

第十五节 经输液港穿刺

【目的】

经输液港输入药物，达到治疗目的。

【评估】

1. 评估患者

(1) 双人核对医嘱。

(2) 核对床号、姓名、病历号和腕带（请患者自己说出床号和姓名）。

(3) 告知患者操作的目的和方法，取得患者的配合。

(4) 询问患者输液港维护情况和未使用的时间。

(5) 如果输液港停止使用超过 3 个月，或者维护时出现不通畅的情况应行 X 线检查确定尖端位置和输液港装置的完整性。

(6) 用示指、中指、拇指固定港体，找到穿刺隔。

(7) 观察穿刺点有无红、肿和感染的情况。

2. 评估环境 安静整洁，宽敞明亮，关闭门窗，室温适宜，隔离帘遮挡。

【操作前准备】

1. 人员准备 仪表整洁，符合要求。洗手，戴口罩。

2. 物品准备 治疗车上层放置一次性换药盘、10ml 注射器、100U/ml 肝素盐水、治疗巾、碘伏、75% 乙醇、棉签、输液贴、无针输液接头、无损伤针、无菌棉球、无菌手套、透明贴膜，快速手消毒剂。以上物品符合要求，均在有效期内。治疗车下层放置医用废物桶、生活垃圾桶、锐器盒。

【操作程序】

1. 核对床号、姓名、病历号和腕带（请患者自己说出床号和姓名）。

2. 暴露输液港注射部位。

3. 铺治疗巾，将无损伤针、10ml 注射器、透明贴膜、一次性换药盘、棉球以无菌方式打开放入治疗巾形成的无菌区内。

4. 用碘伏棉签消毒肝素盐水袋，右手戴无菌手套，取 10ml 注射器，左手固定肝素盐水袋抽取 10ml 液体备用。

5. 左手戴另一只无菌手套，将正压接头连接无损伤针，用抽好肝素盐水预充后备用。

6. 一次性换药盘内放入 6 个棉球，倾倒碘伏和 75% 乙醇备用。

7. 以穿刺隔为中心消毒，用 75% 乙醇螺旋方式涂擦皮肤，其半径 10 ~ 12cm（第一遍顺时针，第二遍逆时针），用碘伏棉球消毒 3 遍（先消毒穿刺点，方法同 75% 乙醇，消毒范围略小于乙醇消毒范围）。

8. 将两块治疗巾分别对角交叉行成孔巾包绕穿刺点，形成无菌区。

9. 触诊定位穿刺隔，左手找到输液港的位置，用拇指、示指、中指做成三角形，将输液港拱起，确定此三指的中点。

10. 右手将持无损伤针头翼向上折叠，持针头翼从中点处垂直插入穿刺隔（注意不要过度绷紧皮肤），直达储液槽的底部，针头应轻柔插入，防止针尖形成倒钩。

11. 抽回血确认针头位置无误后，脉冲 10ml 肝素盐水，可用无菌纱布垫在无损伤针针尾下方，根据实际情况确定纱布厚度，再用透明贴膜固定无损伤针，防止发生脱位。注明更换贴膜日期和时间。

12. 连接输液器，开始输液。

13. 治疗完成后，以生理盐水 10ml 脉冲式冲管，用 5ml 肝素盐水脉冲式封管，当剩余 0.5～1ml 液体时边推边将延长管卡子关闭，去除输液系统。

拔除针头步骤

1. 撕去透明贴膜，用示指和拇指固定穿刺隔，撤出无损伤针。

2. 穿刺点用棉签按压 5 分钟，用输液贴或适宜无菌敷料覆盖。

3. 告知患者 24 小时内保持穿刺点干燥，48 小时后方可洗浴。

【注意事项】

1. 严格遵守操作规程，遵守无菌操作原则。

2. 输液过程中严密观察穿刺点周围皮肤情况和患者主诉，防止出现输液外渗。

3. 应用输液港长期输液时，无损伤针头应每 7 天更换一次，使用透明贴膜为固定敷料时，可 7 天换药一次，如发现透明贴膜有卷边、松脱和污迹时应及时换药。

4. 输液港封管用肝素盐水浓度为 100U/ml。

第五章

药 物 疗 法

第一节　超声雾化吸入

【目的】

1. 湿化气道。

2. 改善通气功能。

3. 预防呼吸道感染。

4. 应用抗癌药物治疗肺癌。

【评估】

1. 评估患者

(1) 双人核对医嘱。

(2) 核对患者床号、姓名、病历号和腕带（请患者自己说出床号和姓名）。

(3) 评估患者的病情、治疗情况、心理和意识状态、合作程度、过敏史、用药史。

(4) 评估患者咳痰能力和痰液黏稠度情况；患者面部和口腔黏膜状况。

(5) 评估患者呼吸频率、节律、深度；呼吸道是否通畅，鼻腔有无分泌物。

(6) 向患者解释操作的目的、方法、注意事项和指导患者配合。

(7) 询问患者是否有干毛巾、纸巾。

2. 评估环境　安静整洁，宽敞明亮。

【操作前准备】

1. 人员准备　仪表整洁，符合要求。洗手，戴口罩。

2. 物品准备　治疗车上层放置雾化器、药液（医嘱所需雾化液）、无菌棉签和注射器、安尔碘；清洁盘内放口含嘴或面罩、螺旋管、冷蒸馏水，治疗巾或毛巾，水温计，治疗本或治疗单，快速手消毒剂。以上物品符合要求，均在有效期内。治疗车下层放置含有效氯 500mg/L 消毒液桶、生活垃圾桶、医疗废物桶。

3. 检查超声雾化器

（1）部件完好，管道无破损，各部件连接紧密，可以安全使用。

（2）雾化罐内倒入少许蒸馏水，观察是否漏水。

（3）水槽中加入冷蒸馏水 250ml（约 2/3），液面浸没雾化罐底部的透声膜；水槽内须有足够的冷水，槽内水温勿超过 60℃以免损坏机件。

（4）接通电源，打开电源开关，预热 3 分钟，再打开雾化器开关，检查雾化器功能是否良好。

（5）关闭雾化器和电源开关，遵医嘱加入药液并稀释到 30～50ml（严格查对制度），放入到雾化罐内，旋紧盖，将雾化罐放入水槽内，水槽盖盖紧。

【操作程序】

1. 携用物推车至患者床旁，核对患者床号、姓名、病历号和腕带（请患者自己说出床号和姓名）。

2. 协助患者取舒适体位，颌下放置治疗巾或干毛巾。

3. 先打开电源开关，再打开雾化器开关，调节雾量。

4. 协助患者将口含嘴或面罩放置好（口含嘴放入患者口中，面罩应遮住患者口鼻）。

5. 指导其紧闭口唇深呼吸（口吸气、鼻呼气），每次雾化吸入时间 15～20 分钟。

6. 治疗完毕，取下口含嘴或面罩，先关雾化开关，再关电源开关。

7. 将口含嘴或面罩弃于医疗废物桶，螺纹管送供应室消毒。连接管与雾化器应专人专用。

8. 协助患者擦干面部，取舒适体位，整理床单位。

9. 观察治疗效果与反应（能否顺利咳痰），根据需要帮助患者叩背，指导并鼓励患者咳痰。

10. 快速手消毒剂消毒双手，推车回治疗室。

11. 整理用物，放掉水槽内的水，含有效氯 500mg/L 消毒液小毛巾擦拭雾化器。

12. 洗手，脱口罩，并记录。

【注意事项】

1. 使用超声雾化器前应检查各部件有无松动、脱落等异常情况，并注意仪器的保养。

2. 水槽底部的晶体换能器和雾化罐底部的超声膜质薄脆，易破碎，操作时不可用力过猛。

3. 水槽和雾化罐内切忌加温水或热水。使用中水温超过 60℃应停机换冷蒸馏水。

4. 水槽内无足够冷水，雾化罐内无液体情况下不能开机。

5. 容器内蒸馏水要适量。太少则气雾不足，太多则溢出容器，损坏机件。

6. 超声雾化治疗时，患者胸前围以治疗巾，以免喷湿衣服。

7. 连续使用时，应间隔30分钟。

8. 雾化吸入的面罩、口含嘴一人一套，防止交叉感染。

第二节 氧气雾化吸入

【目的】

1. 湿化气道。

2. 改善通气功能。

3. 预防呼吸道感染。

4. 应用抗癌药物治疗肺癌。

【评估】

1. 评估患者

（1）双人核对医嘱。

（2）核对患者床号、姓名、病历号和腕带（请患者自己说出床号和姓名）。

（3）评估患者的病情、治疗情况、心理和意识状态、合作程度、过敏史、用药史。

（4）评估患者咳痰能力和痰液黏稠度情况；患者面部和口腔黏膜状况。

（5）评估患者呼吸频率、节律、深度。呼吸道是否通畅，鼻腔有无分泌物。

（6）向患者解释操作的目的、方法、注意事项和指导患者配合。

（7）询问患者是否有干毛巾、纸巾。

2. 评估环境 安静整洁，宽敞明亮。

【操作前准备】

1. 人员准备 仪表整洁，符合要求。洗手，戴口罩。

2. 物品准备 治疗车上层放置清洁盘（内置雾化吸入器1套、氧气流量表，连接装置1个、治疗巾或毛巾）、装雾化器的备用塑料袋1个、治疗单、快速手消毒剂、无菌盘（内放置抽吸好的雾化药液），以上物品符合要求，均在有效期内。治疗车下层放置生活垃圾桶、医疗废物桶、锐器桶。

【操作程序】

1. 携用物推车至患者床旁，核对患者床号、姓名、病历号和腕带（请患者自己说出床号和姓名）。

2. 协助患者取舒适体位。

3. 接氧气和雾化装置。

4. 再次核对患者床号和姓名。

5. 将抽吸好的药液注入雾化器内，打开氧气，调节氧流量 6L/ ~8L/min。

6. 待烟雾喷出后，指导患者含住口含嘴（如使用面罩雾化器，应将面罩罩住口鼻），嘱其紧闭口唇缓慢深呼吸（口吸气、鼻呼气），每次雾化吸入时间 15 ~ 20 分钟。

7. 治疗完毕，取下口含嘴或面罩，关氧气开关。

8. 协助患者擦干面部，取舒适体位（如使用激素类药品后，应嘱患者漱口），整理床单位。

9. 将雾化装置用清水清洗干净、晾干，装于塑料袋中备用。

10. 观察治疗效果与反应（能否顺利咳痰），根据需要帮助患者叩背，指导并鼓励患者咳痰。

11. 快速手消毒剂消毒双手，推车回治疗室。

12. 整理用物，洗手，脱口罩，并记录。

【注意事项】

1. 使用雾化器前应检查物品包装是否完整，是否在有效期。

2. 雾化容器内的药液要适量。

3. 雾化结束后应将雾化器清洗干净后晾干备用。

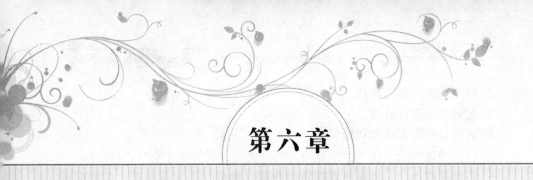

第六章

隔 离 技 术

第一节　戴医用外科口罩

【目的】

保护患者和工作人员，避免相互感染，防止飞沫污染无菌物品和清洁食物等。

【评估】

评估环境：安静整洁，宽敞明亮，安全，适宜操作。操作台宽敞、清洁干燥。

【操作前准备】

1. 人员准备　仪表整洁，符合要求。洗手，戴口罩。

2. 物品准备　治疗车上层放置一次性医用外科口罩，以上物品符合要求，在有效期内。治疗车下层放置生活垃圾桶。

【操作程序】

戴口罩

1. 左手持口罩，右手撕开外包装，右手取出口罩，左手同时将包装弃于生活垃圾桶内。

2. 双手将口罩折叠延展。检查口罩正反面有无破洞、污渍，鼻夹和口罩带是否完好。

3. 双手平拉推向面部，鼻夹明显的一面朝外，另一面贴紧脸部。

4. 左手按住口罩，右手将护绳绕在耳根部（若为绑带的外科口罩，头带分别绑于头顶后和颈后）。

5. 右手按住口罩左手将护绳绕向耳根部。

6. 根据鼻背双手固定鼻夹，至该部分压成鼻背形状，使其贴紧脸部。

7. 双手下拉口罩边沿至颌下，使其盖至眼下和下颌，注意四边的密闭度，以取得大面积的保护效果。

8. 调整舒适度，再执行护理操作。

脱口罩

1. 准备治疗车，上层放置快速手消毒剂，下层放置医疗废物桶。

2. 双手不要接触口罩前面（污染面）。

3. 右手先松开右耳根部护绳，左手再松开左耳根部护绳（若为绑带的外科口罩，先解开下面的系带，再解开上面的系带）。

4. 用右手仅捏住口罩的系带，左手打开医疗废物桶盖，将口罩丢至医疗废物桶内。

5. 洗手。

【注意事项】

1. 口罩应完全遮住口鼻，不可用污染的手触摸口罩。

2. 口罩用完后应立即取下，将污染面向内折叠放入小塑料袋内存放，不应挂在胸前。

3. 一次性口罩取下后弃于污物桶内，使用不超过 4 小时。

4. 口罩潮湿后，病原微生物容易透入，应立即更换。

5. 不应一只手捏鼻夹。

6. 每次佩戴医用防护口罩进入工作区域之前，应进行密合性检查。检查方法：将双手完全盖住防护口罩，快速呼气，若鼻夹附近有漏气调整鼻夹。

第二节　戴医用护目镜

【目的】

1. 防止血液、药水和其他对皮肤造成伤害的液体对眼部造成不可预知的伤害。

2. 能够预防近身手术时，物体对眼部的冲击。

【评估】

评估环境：安静整洁，宽敞明亮，安全，适宜操作。操作台宽敞、清洁干燥。

【操作前准备】

1. 人员准备　仪表整洁，符合要求。洗手，戴口罩。

2. 物品准备　治疗车上层放置医用护目镜（检查包装是否完好、颜色、镜架尺寸是否适合、质量等级是否达标），以上物品符合要求，在有效期内。治疗车下层放置生活垃圾桶。

【操作程序】

1. 打开包装，取出医用护目镜。包装弃于生活垃圾桶。检查医用护目镜是否为医用眼镜，有无"医用"或"YY"标识；确认眼镜无变形和构件松动。

2. 双手拿起眼镜腿，注意不能触和镜片，戴于双耳和鼻背上，确保舒适。

3. 取下眼镜时也需用双手，避免脚架外张、眼镜左右不平。

【注意事项】

1. 护目镜要选用经产品检验机构检验合格的产品。

2. 护目镜的宽窄和大小要适合使用者的脸型。

3. 镜片磨损粗糙、镜架损坏，会影响操作人员的视力，应及时调换。

4. 护目镜要专人使用，防止传染眼病。

5. 防止重摔重压，防止坚硬的物体摩擦镜片和面罩。

第三节 戴医用防护口罩

【目的】

1. 达到物理屏障、放置吸入感染性气溶胶的作用。

2. 双向保护医务人员和患者。

【评估】

评估环境：安静整洁，宽敞明亮，安全，适宜操作。

【操作前准备】

1. 人员准备 仪表整洁，符合要求。洗手，戴口罩。

2. 物品准备 治疗车上层放置一次性 N95 口罩（检查口罩名称、规格，包装有无完好、潮湿、破裂）。以上物品符合要求，在有效期内。治疗车下层放置生活垃圾桶。

【操作程序】

1. 洗 首先洗手，将一次性 N95 口罩从包装内取出。

2. 挂 将口罩折叠外延展，横贴在脸部口鼻上，用双手将两端的绳子挂在耳上或系于头后。

3. 拉 双手同时向上下方向将口罩的皱褶拉开，使口罩能够完全覆盖住口鼻和下颌并调整舒适度。

4. 压 最后，用双手的示指紧压鼻背两侧的金属条，使口罩上端能够紧贴鼻背。

5. 查 密闭度检查：吸气时口罩内陷、呼吸时口罩四周有否泄漏。

【注意事项】

1. 任何全身性防护穿戴步骤中口罩总是最先戴上、最后脱卸的。

2. 佩戴口罩后，要避免频繁触摸口罩，以防降低保护作用。

3. 脱下口罩后，放入胶带或纸袋内包好，再放入有盖的垃圾桶内弃置，并及时清洗双手。

4. 建议使用时间 8 小时，N95 为一次性使用产品。

第四节　手清洁和消毒（六步洗手法）

【目的】

1. 去除手部皮肤污垢、碎屑和部分致病菌。

2. 手部污染程度。

3. 操作范围和目的。

4. 手部皮肤和指甲情况。

5. 洗手前取下手表、首饰、卷袖过肘（必要时）。

【评估】

评估环境：安静整洁，宽敞明亮，安全，适宜操作。流动水温度适合，水质符合要求，洗手液在有效期内。

【操作前准备】

1. 人员准备　仪表整洁，符合要求。洗手，戴口罩。

2. 物品准备　洗手液、擦手纸或烘手机，以上物品符合要求，均在有效期内。

【操作程序】

1. 湿手　用流动水冲洗双手。

2. 揉搓

（1）第一步：蘸取少许洗手液，双手掌心相对，手指并拢，相互搓擦。

（2）第二步：手心对手背沿指缝相互搓擦，交换进行。

（3）第三步：掌心相对，双手交叉沿指缝相互搓擦。

（4）第四步：一手握拳在另一手掌心旋转搓擦，交换进行。

（5）第五步：一手握另一手大拇指旋转搓擦，交换进行。

（6）第六步：将五个手指尖并拢在另一手掌心旋转搓擦，交换进行。

3. 冲洗　用流动水冲净双手。

4. 干手　用纸巾或烘手机干燥双手，保持手部清洁干燥。

【注意事项】

1. 认真清洗指甲、指尖、指缝和指关节等易污染的部位。

2. 手部不佩戴戒指等饰物，洗手前取下手表、首饰，必要时卷袖边至肘。

3. 应使用烘手机、一次性纸巾或干净的小毛巾擦干双手，毛巾应当一用一消毒。

4. 手未接触到患者血液、体液等物质污染时，可以使用快速手消毒剂消毒双手替代洗手。

5. 全过程揉搓不少于 15 秒。

6. 洗手指征

（1）直接接触患者前后。

（2）无菌操作前后。

（3）处理清洁或者无菌物品之前。

（4）进行侵袭性操作前，不论是否戴手套。

（5）穿脱隔离衣前后，摘手套后。

（6）接触不同患者之间或者从患者身体的污染部位移动到清洁部位时。

（7）处理污染物品后。

（8）接触患者的血液、体液、分泌物、排泄物、黏膜皮肤或者伤口敷料后。

（9）接触患者周围的物品（包括医疗设备）后。

第五节　穿脱隔离衣

【目的】

避免医患间交叉感染，避免无菌物品或无菌区域被污染，保护工作人员和患者。

【评估】

评估环境：安静整洁，宽敞明亮，安全，适宜操作，减少人员走动。

【操作前准备】

1. 人员准备　仪表整洁，符合要求。洗手、戴口罩。

2. 物品准备　治疗车上层放置隔离衣，无潮湿破损，若为一次性隔离衣（检查隔离衣的有效期、隔离衣规格，包装是否完好，有无潮湿、破损）。以上物品符合要求，在有效期内。治疗车下层放置生活垃圾桶。

【操作程序】

穿隔离衣

1. 戴好口罩和帽子，取下手表，卷袖过肘（冬季卷过前臂中部）。

2. 手持衣领取下隔离衣，清洁面朝自己；将衣领两端向外折齐，对齐肩缝，露出袖子内口。

3. 右手持衣领，左手伸入袖内；右手将衣领向上拉，使左手套入后露出。

4. 换左手持衣领，右手伸入袖内；举双手将袖抖上，注意勿触及面部。

5. 两手持衣领，由领子中央顺着边缘向后将领扣扣好，再扎好袖口（此时手已污染），松腰带活结。

6. 将隔离衣一边约在腰下 5cm 处渐向前拉，直到见边缘，捏住；同法捏住另一侧边缘，注意手勿触和衣内面。然后双手在背后将边缘对齐，向一侧折叠，一手按住折叠处，另一手将腰带拉至背后压住折叠处，将腰带在背后交叉，回到前面打一活结，注意勿使折叠处松散。

7. 穿好隔离衣。

脱隔离衣

1. 解开腰带，在前面打一活结。

2. 解开两袖口，在肘部将部分袖子套塞入袖内，便于消毒双手。

3. 消毒清洗双手后，解开领扣，右手伸入左手腕部套袖内，拉下袖子过手；用遮盖着的左手握住右手隔离衣袖子的外面，将右侧袖子拉下，双手转换渐从袖管中退出。

4. 用左手自衣内握住双肩肩缝撤右手，再用右手握住衣领外面反折，脱出左手。

5. 左手握住领子，右手将隔离衣两边对齐（若挂在半污染区，隔离衣的清洁面向外，挂在污染区，则污染面朝外），挂在衣钩上。不再穿的隔离衣脱下清洁面向外，卷好投入污染袋中。

6. 洗手，脱口罩。

【注意事项】

1. 穿脱隔离衣前应先备好工作中一切用物。

2. 保持隔离衣内面（清洁面）和领部清洁，系领带（或领扣）时勿使衣袖和袖带触及面部、衣领各工作帽等。隔离衣须全部覆盖工作衣。

3. 穿隔离衣时避免接触清洁物；穿隔离衣后，只限在规定区域内进行工作，不允许进入清洁区和走廊。

4. 隔离衣应每天更换一次。如有潮湿或内面污染时应立即更换。

5. 接触不同病种患者时应更换隔离衣。

第七章

无 菌 技 术

第一节　无菌持物钳（镊）使用

【目的】

取用或者传递无菌敷料。

【评估】

评估环境：治疗室安静整洁，宽敞明亮，30 分钟内无打扫。操作台宽敞、清洁干燥。

【操作前准备】

1. 人员准备　仪表整洁，符合要求。洗手，戴口罩。

2. 物品准备　操作台上放置无菌持物钳（消毒指示卡已变色、包装完好、无潮湿、无破损）、无菌镊子罐（包装完好无破损）、有效期贴。以上物品符合要求，均在有效期内。治疗车下层放置医疗废物桶、生活垃圾桶。

【操作程序】

1. 打开无菌持物钳（镊）罐，一手取出无菌持物钳（镊）罐，另一手将外包装放置治疗车下层，将无菌持物钳（镊）罐直立于操作台上，标明起止时间贴于无菌持物钳（镊）罐上，干罐保存 4 小时，具体到分钟。

2. 手持无菌持物钳上 1/3 处，将钳移至容器中央，使钳端闭合，垂直取出。

3. 使用时应保持钳端一直向下，不可倒转向上。

4. 用后闭合钳端，立即垂直放回容器，关闭容器盖。

5. 钳（镊）取远处的无菌物品时，应将持物钳（镊）连同容器一起搬移，就地使用。

6. 无菌持物钳及容器定时更换。

【注意事项】

1. 使用无菌持物钳（镊）时，手位于持物钳（镊）上 1/3 处，闭合钳

（镊）端，垂直取放，无菌持物钳（镊）下 2/3 部分不可触和容器边缘，用后立即放回无菌罐内。

2. 首次打开存放无菌持物钳（镊）容器需注明开启日期和时间，再次使用时应检查有效时间。

3. 取远处物品时，连同容器一起移至操作处，就地使用，用后放回原处。

4. 无菌持物钳（镊）一经污染或疑有污染时，不得再放回容器内，应重新灭菌。

5. 手不可触及容器盖内面。

6. 容器盖闭合时，不可从盖孔中取、放无菌持物钳（镊）。

7. 不能用无菌持物钳夹取油纱布，防止油粘于钳端，影响消毒效果。

8. 不能用无菌持物钳（镊）换药或消毒皮肤，防止持物钳（镊）被污染。

第二节　取用无菌溶液

【目的】

保持无菌溶液的无菌状态。

【评估】

评估环境：安静整洁，宽敞明亮，30 分钟内无打扫。操作台宽敞、清洁干燥。

【操作前准备】

1. 人员准备　仪表整洁，符合要求。洗手，戴口罩。

2. 物品准备　操作台上放置无菌溶液（无过期、瓶口无松动、瓶体无裂痕，无混浊、无沉淀、无絮状物，标签符合要求）、安尔碘（在有效期内）、无菌棉签（在有效期内、包装完好、无漏气）、储槽（消毒指示卡已变色、储槽底部和侧面通气孔处于关闭状态）、无菌持物钳（包装完好、无破损）、有效期贴、清洁碗。治疗车上层放置治疗盘、快速手消毒剂。以上物品符合要求，均在有效期内。治疗车下层放置医疗废物桶、生活垃圾桶。

【操作程序】

1. 打开无菌储槽，消毒指示卡已变色，用无菌持物钳夹取一个治疗碗放置于无菌盘内一侧，将持物钳放回持物钳罐内，盖好储槽。

2. 去除瓶盖，取出棉签，用安尔碘棉签从标签一侧开始消毒瓶口，棉签用后弃于医疗废物桶。打开瓶塞，标签朝手心，先倒出少量液体冲洗瓶口于污物碗内，再由原处倒出所需液体于无菌治疗碗内。倒溶液时瓶口不可触和无菌治疗碗，盖好瓶塞，若新开瓶溶液应注明首次开瓶日期、时间和用途。

3. 按要求将无菌溶液置于无菌盘内。

【注意事项】

1. 手不可触及瓶口及瓶塞内面。

2. 向无菌容器内倒溶液时，高度适中，避免液体溅出或瓶口触碰容器。

3. 不可将物品伸入无菌溶液瓶内蘸取溶液，已倒出的溶液不可再倒回瓶内。

4. 取用完溶液后，立即塞好瓶塞，以免污染。

5. 已开启的溶液瓶内的溶液，可保存 24 小时。

第三节 铺无菌盘

【目的】

将无菌巾铺在清洁干燥的治疗盘内，形成无菌区，放置无菌物品，供实施治疗时使用。

【评估】

评估环境：治疗室安静整洁，宽敞明亮，30 分钟内无打扫。操作台宽敞、清洁干燥。

【操作前准备】

1. 人员准备 仪表整洁，符合要求。洗手，戴口罩。

2. 物品准备 操作台上放置无菌治疗巾（消毒指示卡已变色、包装完好、无潮湿、无破损）、镊子罐（包装完好、无破损）、有效期贴。治疗车上层放置治疗盘、快速手消毒剂、清洁小毛巾。以上物品符合要求，均在有效期内。治疗车下层放置医疗废物桶、生活垃圾桶。

【操作程序】

1. 用清洁小毛巾擦拭治疗盘内面和边缘，然后将小毛巾置于治疗车下层。快速手消毒剂消毒双手。

2. 打开无菌镊子罐，一手取出镊子罐，另一手将外包装放置治疗车下层，将镊子罐直立于操作台上，标明起止时间，贴于镊子罐底座上，干镊子罐保存 4 小时，具体到分钟。

3. 打开无菌治疗巾外包装，右手持无菌镊子夹取一块无菌巾置于左手上，将无菌镊子放回镊子罐，将无菌巾外包装按原折痕折好。

4. 双手捏住无菌巾一边外面两角，轻轻抖开，双折铺于治疗盘上，上面一层向远端呈扇形折叠，开口边向外，双手不能跨越无菌区。将无菌治疗巾包布按原折痕折好，写明开包日期、时间。

5. 放入无菌物品，双手捏住治疗盘上治疗巾外角，拉平扇形折叠层，盖于物品上，上下层边缘对齐，将开口处向上翻折 2 次，两侧边缘对齐向下翻折 1 次，注明无菌盘有效日期、铺盘日期和时间（具体到分钟），贴于无菌盘中心处。

【注意事项】

1. 打开无菌包布后，注意保持包内无菌。

2. 手不可触及无菌巾内面。

3. 避免跨越无菌区。

4. 保持盘内无菌。

5. 铺无菌盘区域必须清洁干燥，无菌巾避免潮湿。

6. 注明铺无菌盘日期和时间，无菌盘有效期为 4 小时。

第四节　戴脱无菌手套

【目的】

执行无菌操作或者接触无菌物品时戴无菌手套，保护患者，预防感染。

【评估】

评估环境：安静整洁，宽敞明亮，30 分钟内无打扫。操作台宽敞、清洁干燥。

【操作前准备】

1. 人员准备　仪表整洁，符合要求。洗手，戴口罩。

2. 物品准备　治疗车上层放置一次性无菌手套（包装完好、无破损、无漏气、符合操作者型号）。以上物品符合要求，均在有效期内。治疗车下层放置生活垃圾桶。

【操作程序】

1. 戴无菌手套

（1）操作前摘下手表，打开无菌手套外包装，外包装弃于生活垃圾桶内，打开手套内层，双手捏住包装纸反折面将包装打开，暴露手套。

（2）一只手捏住手套反折面将手套取出，另一手将包装纸弃于生活垃圾桶内。

（3）将两手套五指对准，先戴一只手套，再用已戴好手套的手插入另一只手套的反折边内，将手套反折边向上拉套住袖口，戴好手套。注意戴好手套的手不可触及手套内面和未戴手套的手。

（4）同法戴好另一只手套，将手套反折边上拉套住袖口，戴好手套。

（5）两只手戴好手套后交叉放于腰部以上，两侧腋中线之间，双臂不可下垂。进行无菌操作时如发现手套破损或不慎污染应立即更换手套。

2. 脱无菌手套

（1）一手捏住另一手手套的外面翻转脱下，将手套的内面露在外面。

（2）脱下手套的手的拇指插入另一只手的手套内面翻转脱下。

（3）将两只手套内面朝外包裹在一起脱下，弃于医疗废物桶内。

（4）操作完毕按六步洗手法洗手。

【注意事项】

1. 戴手套时应注意未戴手套的手不可触及手套的外面，或者另一手套的内面。

2. 戴手套后如发现有破洞，应立即更换。

3. 脱手套时应翻转脱下。

第八章

气道护理

第一节 氧气吸入术

一、鼻导管氧气吸入

【目的】

提高血氧含量和动脉血氧饱和度。

【评估】

1. 评估用物　检查手电，使用状态良好。

2. 评估患者

（1）双人核对医嘱。

（2）核对患者床号、姓名、病历号和腕带（请患者自己说出床号和姓名）。

（3）了解患者病情，呼吸状态、缺氧程度（口唇和甲床发绀程度）、意识状态、合作程度和对吸氧的心理反应，鼻腔状况。

（4）告知患者用氧目的，操作方法，并指导患者配合。

3. 评估环境　安静整洁，宽敞明亮。床旁有中心供氧装置，环境是否安全（无明火、无漏气）。

【操作前准备】

1. 人员准备　仪表整洁，符合要求。洗手，戴口罩。

2. 物品准备　治疗车上层放置清洁盘或治疗盘内放置氧气装置一套（检查氧气装置是否完好）、一次性湿化瓶、一次性吸氧管2根、无菌棉签、小水杯一个、灭菌蒸馏水或灭菌注射用水（注明吸氧专用和日期）、护理治疗单、快速手消毒剂。以上物品符合要求，均在有效期内。治疗车下层放置生活垃圾桶、医疗废物桶。

【操作程序】

1. 核对床号、姓名、病历号和腕带（请患者自己说出床号和姓名）。

2. 协助患者取舒适卧位。

3. 安装氧气装置，向外轻拉下接头，检查安装是否牢固。

4. 拧下湿化瓶，打开灭菌注射用水（按取无菌溶液方法操作），先倒入小水杯少许灭菌注射用水，再向湿化瓶内倒入灭菌注射用水至 1/2～2/3 处，安装好湿化瓶。

5. 取棉签蘸取小水杯内灭菌注射用水，清洁一侧或双侧鼻腔，棉签置于医疗废物桶内。

6. 打开一次性吸氧导管外包装，取出吸氧管，外包装置于生活垃圾桶内，将一次性吸氧导管连接至吸氧装置上，打开流量表开关，遵医嘱调节至所需流量。

7. 再次核对患者床号和姓名。

8. 将吸氧管末端置于前臂内侧，检查吸氧管是否通畅，将吸氧管轻轻放入患者鼻孔，固定好吸氧管。

9. 观察患者缺氧改善情况，并告知注意事项和用氧安全，请患者不要自行调节氧流量等。将呼叫器放置于患者枕边，妥善安置患者。

10. 再次核对患者床号和姓名。

11. 快速手消毒剂消毒双手。

12. 推车回治疗室，洗手。

13. 记录用氧开始时间和氧流量，定时巡视，观察患者用氧情况。

【停止吸氧】

1. 遵医嘱停止氧气吸入，双人核对医嘱。

2. 携用物推车至患者床旁，核对床号、姓名、病历号和腕带。观察患者吸氧后症状改善情况（口唇和甲床发绀程度），并向患者解释。

3. 松开患者吸氧管固定装置，取下吸氧管，关闭流量表，将吸氧管摘下置于医疗废物桶内，协助患者用纸巾清洁面颊，纸巾置于生活垃圾桶内。

4. 妥善安置患者，整理床单位，将呼叫器放于患者枕边，卸下氧气装置，放置于治疗车下层。

5. 快速手消毒剂消毒双手，推车回治疗室。

6. 按医疗废物分类处理原则处理用物，将氧气装置内液体倒出，拧下湿化孔杯，将湿化瓶和湿化孔杯浸泡在含有效氯 500mg/L 消毒液桶内，30 分钟后清洗晾干备用。氧气表用含有效氯 500mg/L 消毒液小毛巾擦拭干净，放回原处备用。

7. 洗手，记录用氧停止时间。

【注意事项】

1. 在操作过程中要随时注意患者的病情变化并给予人文关怀。

2. 严格遵守操作规程，切实作好防火、防油、防热，注意用氧安全。

3. 使用氧气时，应先调节氧流量后再使用，停用时应先拔除鼻导管，再关氧气开关，以免操作失误，大量氧气突然冲入呼吸道而损伤患者肺组织。

4. 一般情况下，湿化瓶内放 1/2~2/3 的灭菌注射用水或灭菌蒸馏水。肺水肿时遵医嘱瓶内放 30%~50% 乙醇，因乙醇可降低肺泡内泡沫的表面张力，使泡沫破裂，扩大气体和肺泡壁接触面，使气体易于弥散，改善气体交换功能。

5. 氧气吸入浓度计算公式　浓度（%）= 21 + 4 × 氧流量。

6. 长期吸氧患者，24 小时更换一次湿化瓶内液体。

7. 吸氧结束后，湿化瓶和湿化孔杯浸泡在含有效氯 500mg/L 消毒液桶内，30 分钟后清洗晾干备用。氧气表用含有效氯 500mg/L 消毒液小毛巾擦拭干净，放回原处备用。

二、一次性吸氧装置氧气吸入

【目的】

提高血氧含量和动脉血氧饱和度。

【评估】

1. 评估用物　检查手电，使用状态良好。

2. 评估患者

（1）双人核对医嘱。

（2）核对患者床号、姓名、病历号和腕带（请患者自己说出床号和姓名）。

（3）了解患者病情，呼吸状态、缺氧程度（口唇和甲床发绀程度）、意识状态、合作程度和对吸氧的心理反应，鼻腔状况。

（4）告知患者用氧目的、操作方法，并指导患者配合。

3. 评估环境　安静整洁，宽敞明亮。床旁有中心供氧装置，环境是否安全（无明火、无漏气）。

【操作前准备】

1. 人员准备　仪表整洁，符合要求。洗手，戴口罩。

2. 物品准备　治疗车上层放置清洁盘或治疗盘内放置氧气装置一套（检查氧气装置是否完好）、一次性湿化瓶、一次性吸氧管 2 根、无菌棉签、小水杯一个、灭菌蒸馏水或灭菌注射用水（注明吸氧专用和日期）、护理治疗单、快速手消毒剂。治疗车下层放置生活垃圾桶、医疗废物桶。

【操作程序】

1. 携用物推车至患者床旁，核对床号、姓名、病历号和腕带（请患者自己说出床号和姓名）。

2. 协助患者取舒适卧位。

3. 安装氧气装置，向外轻拉下接头，检查安装是否牢固。

4. 打开一次性湿化瓶外包装，取出湿化瓶外包装置于生活垃圾桶内（有效期为11天）。

5. 确保氧气流量计处于关闭状态，将流量计插入设备带，拔除加湿通路瓶体进气口密封帽，将加湿通路瓶体进气口插入流量计快插接头内，听到"咔"声并略用力向下拉动不脱离即为连接成功。

6. 拔下加湿通路瓶体出气口密封帽，接通氧气调至所需流量10秒后，将输送管路（面罩软管）与加湿通路瓶体出口处连接，即可吸氧。

7. 打开灭菌注射用水，先倒入小水杯少许，取棉签蘸取小水杯内灭菌注射用水，清洁一侧或双侧鼻腔，棉签置于医疗废物桶内。

8. 打开一次性吸氧导管外包装，取出吸氧管，外包装置于生活垃圾桶内，将一次性吸氧导管连接至吸氧装置上，打开流量表开关，遵医嘱调节至所需流量。

9. 再次核对患者床号和姓名。

10. 将吸氧管末端置于前臂内侧，检查吸氧管是否通畅，将吸氧管轻轻放入患者鼻孔，固定好吸氧管。

11. 观察患者缺氧改善情况，并告知注意事项和用氧安全，请患者不要自行调节氧流量等。将呼叫器放置于患者枕边，妥善安置患者。

12. 再次核对患者床号和姓名。

13. 快速手消毒剂消毒双手。

14. 推车回治疗室，洗手。

15. 记录用氧开始时间和氧流量，定时巡视，观察患者用氧情况。

【停止吸氧】

1. 遵医嘱停止氧气吸入，双人核对医嘱。

2. 携用物推车至患者床旁，再次核对床号、姓名、病历号和腕带。观察患者吸氧后症状改善情况（口唇和甲床发绀程度），并向患者作好解释。

3. 松开患者吸氧管固定装置，取下吸氧管，关闭流量表，握持加湿通路瓶体的同时将快插接头压套上提即可取下产品。

4. 将吸氧管摘下置于医疗废物桶内，协助患者用纸巾清洁面颊，纸巾置于生活垃圾桶内。

5. 妥善安置患者，整理床单位，将呼叫器放于患者枕边，卸下氧气装置，放置于治疗车下层。

6. 快速手消毒剂消毒双手，推车回治疗室。

7. 按医疗废物分类处理原则处理用物，将一次性湿化瓶和氧气鼻导管弃入医疗废物桶内，氧气表用含有效氯 500mg/L 消毒液小毛巾擦拭干净，放回原处备用。

8. 洗手，记录用氧停止时间。

【注意事项】

1. 在操作过程中要随时注意患者的病情变化并给予人文关怀。

2. 严格遵守操作规程，切实做好防火、防油、防热，注意用氧安全。

3. 包装和内容物破损，加湿通路漏液，零部件缺失、形变或连接部分分离，严禁使用。

4. 加湿通路瓶体内湿化液混浊、有异物时，严禁使用。

5. 包装开启，立即使用。

6. 使用时严禁上提流量计快插接头压套，以免吸氧装置坠落。

7. 加湿通路瓶体使用时应保持竖直，倾斜不得超过 30°。

8. 使用氧气时，应先调节氧流量后再使用，停用时应先拔除鼻导管，再关氧气开关，以免操作失误，大量氧气突然冲入呼吸道而损伤患者肺组织。

9. 一般情况下，湿化瓶内放 1/2 ~ 2/3 的灭菌注射用水或灭菌蒸馏水。肺水肿时遵医嘱瓶内放 30% ~ 50% 乙醇，因乙醇可降低肺泡内泡沫的表面张力，使泡沫破裂，扩大气体和肺泡壁接触面，使气体易弥散，改善气体交换功能。

10. 氧气吸入浓度计算公式　浓度（%）= 21 + 4 × 氧流量。

11. 长期吸氧患者，观察湿化瓶中无菌用水的量，及时更换。标明开瓶日期和有效期（有效期 11 天）。

12. 吸氧结束后，湿化瓶弃入生活垃圾桶，吸氧管弃入医疗废物桶。

13. 氧气表用含有效氯 500mg/L 消毒液小毛巾擦拭干净，放回原处备用。

14. 当湿化液液面下降至最低液位线时须更换产品。

15. 除正常悬挂使用外，氧气流量计与加湿通路瓶体分开放置，以免倾倒致湿化液进入流量计内。

16. 严禁挤压加湿通路瓶体，以免变形漏液。

第二节　经口鼻吸痰

【目的】

清除患者呼吸道分泌物，保持呼吸道通畅。

【评估】

1. 评估患者

（1）双人核对医嘱。

（2）核对患者床号、姓名、病历号和腕带（请患者自己说出床号和姓名）。

（3）评估患者病情、意识状态和合作程度。

（4）评估患者的呼吸状况、吸氧流量及口、鼻腔情况。

（5）评估患者呼吸道分泌物的量、黏稠度、部位。

（6）评估患者肺部：戴好听诊器，暴露患者胸部。

1）听诊部位：肺尖部位于锁骨中线第二肋间，肺中部位于腋前线第四肋间，肺底部位于腋中线第八肋间。

2）听诊顺序：从上到下，左右对称，每一部位听诊时间3~4秒，必要时吸痰前协助患者叩背。

（7）告知患者操作目的、方法和过程。

2. 评估环境　安静整洁，宽敞明亮。

【操作前准备】

1. 人员准备　仪表整洁，符合要求。洗手，戴口罩。

2. 物品准备　治疗车上层放置清洁盘（盘内放一次性吸痰管2根）、听诊器、生理盐水250ml、手电筒、无菌棉签、小水杯一个，治疗巾折叠固定于床边，内放吸痰用长引流管接头前端。根据病情需要准备压舌板1个、开口器1个、口咽通气道1个、快速手消毒剂。以上物品符合要求，均在有效期内。治疗车下层放置医疗废物桶、生活垃圾桶、含有效氯500mg/L消毒液桶。

【操作程序】

1. 核对患者床号、姓名、病历号和腕带（请患者自己说出床号和姓名）。

2. 协助患者取得合适体位。

3. 取棉签蘸取小水杯内生理盐水，清洁一侧鼻腔。

4. 检查患者口腔，取下活动义齿。

5. 打开负压吸引开关，反折长引流管，检查吸痰器压力（吸痰器负压指针应在0.02~0.04MPa），吸痰器处于完好状态。

6. 打开一次性吸痰管外包装，取出无菌手套，展开无菌手套，将右手伸入无菌手套内，将垫纸置于患者胸前（注意不要污染手套）。

7. 取出吸痰管，缠于右手上，外包装弃于生活垃圾桶内。连接吸痰管与负压吸引器，试吸通畅。

8. 左手拇指抬起，使负压处于关闭状态，将吸痰管插入鼻腔，插管深度要适宜。打开负压，间断给予负压，吸痰时轻轻左右旋转上提吸痰管（痰液存留处可稍延长）吸净痰液，但每次吸引时间<15秒。

9. 吸痰过程中嘱患者咳嗽，并随时观察病情变化，同时观察痰液（颜色、性质、量），判断吸痰效果。

10. 经口腔吸痰时，嘱患者张口，必要时使用口咽通气道或压舌板。对昏迷患者可以使用开口器帮助其张口。吸痰方法同清醒患者。

11. 吸痰后再次观察患者生命体征，清洁口鼻及面部，帮助患者恢复舒适体位。

12. 吸痰结束后用生理盐水或含有效氯 500mg/L 消毒液冲洗吸痰管，将吸痰管盘于右手，连同患者胸前垫纸及手套一并弃于医疗废物桶内。

13. 快速手消毒剂消毒双手，将治疗车推至一旁备用。

14. 洗手，书写护理记录单。

【注意事项】

1. 遵守无菌操作原则，插管动作轻柔，敏捷。

2. 吸痰前后应当给予高流量吸氧，每次吸痰时间不宜超过 15 秒，如痰液较多，需要再次吸引，应间隔 3~5 分钟，患者耐受后再进行。一根吸痰管只能使用一次。

3. 如患者痰液黏稠，可以配合叩背、雾化吸入、体位引流等胸部物理治疗方法稀释痰液；患者出现缺氧症状如发绀、心率下降等时，应当立即停止吸痰。

第三节 有效排痰

【目的】

1. 利用各种方法及设备帮助患者排出痰液。

2. 保持呼吸道通畅，避免痰液淤积，预防感染，减少术后并发症。

【评估】

1. 评估患者

（1）双人核对医嘱。

（2）核对患者床号、姓名、病历号和腕带（请患者自己说出床号和姓名）。

（3）评估患者的病情、意识、咳痰能力、影响咳痰的因素和合作程度。

（4）评估痰液的颜色、性质、量和气味，与体位的关系。

（5）评估肺部呼吸音情况。

（6）评估患者有无胸闷、气促、呼吸困难、发绀，有无胸廓活动、气管移位等，判断缺氧程度。

2. 评估环境 安静整洁，宽敞明亮。

【操作前准备】

人员准备 仪表整洁，符合要求。洗手，戴口罩。

【操作程序】

1. 核对患者床号、姓名、病历号和腕带（请患者自己说出床号和姓名）。

2. 有效咳嗽

（1）协助患者取正确体位，上身微向前倾。

（2）指导患者缓慢深呼吸数次后，深吸气至膈肌完全下降，屏气数秒，然后进行2～3次短促有力的咳嗽，缩唇将余气尽量呼出，循环做2～3次，休息或正常呼吸几分钟后可再重新开始。

3. 叩击或震颤法

（1）在餐前30分钟或餐后2小时进行。

（2）根据患者病变部位采取相应体位。

（3）避开乳房、心脏和骨突（脊椎、胸骨、肩胛骨）部位。

（4）叩击法：叩击时五指并拢呈空杯状，利用腕力从肺底由下向上、由外向内，快速有节奏地叩击胸背部。

（5）震颤法：双手交叉重叠，按在胸壁部，配合患者呼气时上下而上下震颤、振动加压。

4. 体位引流

（1）餐前1～2小时或餐后2小时进行。

（2）根据患者病灶部位和患者的耐受程度选择合适的体位。肺上叶宜取半卧位；中叶取仰卧或健侧卧位；下叶取俯卧位。每天体位引流2次，每次15～20分钟。

（3）引流顺序：先上叶，后下叶；若有二个以上炎性部位，应引流痰液较多的部位。

（4）引流过程中密切观察病情变化，出现心律失常、血压异常等并发症时，立即停止引流，及时处理。

（5）辅以有效咳嗽或胸部叩击或震颤，及时有效清除痰液。

【注意事项】

1. 注意保护胸、腹部伤口，合并气胸、肋骨骨折时禁做叩击。

2. 根据患者体型、营养状况、耐受程度，合理选择有效排痰的方法、叩击方式、时间和频率。神志清醒，能够配合，痰多黏稠，不宜咳出和术后患者可以首选有效咳嗽方法。支气管和（或）肺疾病有大量痰液者可以配合体位引流方法。长期卧床，痰液黏稠、不易咳出和长期建立人工气道患者可以配合叩击震颤方法。危重、年老体弱、新生儿、神志不清、人工气道等不能进行有效咳嗽者，选择吸痰术进行排痰（详见吸痰技术操作）。

3. 操作过程中密切观察患者意识及生命体征变化。

第九章

生命体征监测与护理

第一节 血压测量

【目的】

1. 判断血压有无异常。

2. 动态监测血压变化，间接了解循环系统的功能状态。

3. 协助诊断，为预防、治疗、康复和护理提供依据。

【评估】

1. 评估患者

（1）双人核对医嘱。

（2）核对患者床号、姓名、病历号和腕带（请患者自己说出床号和姓名）。

（3）评估患者的病情、治疗情况、心理和意识状态、合作程度、基础血压值。

（4）向患者解释操作目的、方法，注意事项和指导患者配合。

（5）评估影响血压测量值的因素，患者30分钟内有无剧烈运动、沐浴、情绪波动等，有上述活动时需休息20～30分钟后再测量。患者肢体有无偏瘫、功能障碍，测量部位皮肤有无外伤。

2. 评估环境 安静整洁，宽敞明亮。

【操作前准备】

1. 人员准备 仪表整洁，符合要求。洗手，戴口罩。

2. 物品准备 治疗车上层放置血压计、记录本、快速手消毒剂，以上物品符合要求，均在有效期内。治疗车下层放置医疗废物桶、生活垃圾桶。

【操作程序】

1. 携用物推车至患者床旁，核对床号、姓名、病历号和腕带（请患者自己说出床号和姓名）。

2. 协助患者取卧位或坐位，打开血压计开关，保持血压计零点与被测肢体肱动脉和心脏处于同一水平位置，卧位时平腋中线，坐位时平第四肋。

3. 协助患者暴露被测量肢体，偏瘫、肢体外伤、手术患者测血压应选健侧肢体，以免影响所测血压的准确性，手掌向上，肘臂伸直，将袖带平整的缠绕于上臂中部，袖带下缘距肘窝 2~3cm，袖带松紧以能放入一指为宜。

4. 将听诊器胸件放在肱动脉搏动最明显处，一手固定听诊器，另一手握加压气球关气阀门，匀速向袖带内充气至肱动脉搏动音消失后再升高 20~30mmHg。

5. 缓慢放气，速度以水银柱下降 4mmHg/s 为宜，注意水银柱刻度和肱动脉声音变化。

6. 当听诊器中出现第一声搏动音，此时水银柱所指刻度即为收缩压；搏动音突然变弱或消失，水银柱所指的刻度即为舒张压（如血压未听清或所测数值异常需要重复测时，应先将袖带内气体驱尽，待水银柱降到零点，稍停片刻，再重新测量）。

7. 测量完毕，取下袖带，整理好患者衣袖和床单位，协助患者取舒适卧位。告知患者数值，根据血压情况告知注意事项。

8. 放松血压计气门活塞，排尽袖带内气体，整理好放入盒内。将血压计向右倾斜 45°，使水银柱内的水银全部回流到水银槽内，关闭水银槽开关，盖好盒盖，将血压计和听诊器置于治疗车下层。

9. 快速手消毒剂消毒双手，记录血压数值。

10. 推车回治疗室，按要求整理用物，用含有效氯 500mg/L 消毒液浸泡的小毛巾擦拭听诊器、血压计。

11. 洗手，脱口罩。书写护理记录单。

【注意事项】

1. 保持测量者视线与水银柱弯月面同一水平。视线低于水银柱弯月面读数偏高，反之，读数偏低。

2. 长期观察血压的患者，做到"四定"　定时间、定部位、定体位、定血压计。

3. 按照要求选择合适袖带（成人、儿童）。若患者衣袖过紧或过多时，应脱掉衣服，以免影响测量结果。

第二节　体温测量

【目的】

1. 判断体温有无异常。

2. 动态监测体温变化，分析热型和伴随症状。

3. 协助诊断，为预防、治疗、康复和护理提供诊断依据。

【评估】

1. 评估患者

（1）双人核对医嘱。

（2）核对患者床号、姓名、病历号和腕带（请患者自己说出床号和姓名）。

（3）评估患者的病情、治疗情况、心理和意识状态、合作程度。

（4）向患者解释操作目的、方法，注意事项和指导患者配合。

（5）评估影响体温测量准确性的因素　患者有无进食、冷热饮、冷热敷、沐浴、灌肠等。

（6）评估测温部位情况　如腋下有无破损、伤口、有无出汗等情况（询问患者有无干毛巾）。

2. 评估环境　安静整洁，宽敞明亮。

【操作前准备】

1. 人员准备　仪表整洁，符合要求。洗手，戴口罩。

2. 物品准备　治疗车上层放置体温计、记录本、快速手消毒剂，以上物品符合要求，均在有效期内。治疗车下层放置医疗废物桶、生活垃圾桶。根据患者情况准备干毛巾或纸巾。

【操作程序】

1. 携用物推车至患者床旁，核对床号、姓名、病历号和腕带（请患者自己说出床号和姓名）。

2. 体温测量

（1）口温：将口表水银端斜放于舌下窝，闭口勿咬，用鼻呼吸，3 分钟后取出，读取测量数值，将数值告知患者。

（2）腋温

1）帮助患者解开衣扣，取干净的纸巾（毛巾）擦干腋下汗液，纸巾用后弃于生活垃圾桶。取出体温计再次检查其水银柱在 35℃ 以下，将体温计水银端放于腋窝正中紧贴皮肤，指导患者屈臂过胸，夹紧。

2）告知患者测量体温需要 10 分钟，嘱患者卧床休息。

3）测量体温 10 分钟后，推车至患者床旁，取出体温计，读取测量数值，将数值告知患者。将体温计浸泡在 75% 乙醇盒（罐）内 30 分钟。

（3）肛温

1）体位：侧卧、俯卧、屈膝仰卧位，暴露测温部位。

2）润滑肛表水银端，将肛温计轻轻插入肛门 3 ~ 4cm，3 分钟后取出。用卫生纸擦净患者肛门处、用消毒纱布擦拭体温计。读取数值并告知患者。

3. 协助患者穿好衣裤，取舒适体位，整理床单位。

4. 快速手消毒剂消毒双手，记录数值。

5. 推车回治疗室，体温计收回后，根据不同的测量方法按要求进行消毒处理。

6. 洗手，书写护理记录单。

【注意事项】

1. 体温计是否完好，水银柱在 35℃ 以下。

2. 婴幼儿、意识不清或不合作的患者测体温时，应设专人守护。

3. 如有影响体温因素存在时，应当推迟 30 分钟测量。

4. 发现体温和病情不符时，应当复测体温。

5. 极度消瘦，腋下有创伤、手术、炎症，腋下出汗较多者不宜测腋温。

6. 当患者使用口表时，如不慎咬碎体温计，应当立即清除口腔内玻璃碎屑，再口服蛋清或者牛奶延缓汞的吸收。若病情允许，进食富含纤维食物以促进汞的排泄。

第三节　脉搏测量

【目的】

1. 测量患者的脉搏有无异常情况。

2. 监测脉搏变化，间接了解心脏情况。

3. 协助诊断，为预防、治疗、康复、护理提供依据。

【评估】

1. 评估患者

（1）双人核对医嘱。

（2）核对患者床号、姓名、病历号和腕带（请患者自己说出床号和姓名）。

（3）评估患者的病情、治疗情况、心理和意识状态、合作程度。

（4）向患者解释操作目的、方法，注意事项和指导患者配合。

（5）评估影响脉搏测量的因素，患者测量脉搏前有剧烈运动、紧张、恐惧、哭闹等。

2. 评估环境　安静整洁，宽敞明亮。

【操作前准备】

1. 人员准备　仪表整洁，符合要求。洗手、戴口罩。

2. 物品准备　治疗车上层放置表（有秒针）、记录本、快速手消毒剂，以上物品符合要求，均在有效期内。治疗车下层放置医疗废物桶、生活垃圾桶。

【操作程序】

1. 携用物推车至患者床旁，核对床号、姓名、病历号和腕带（请患者自己说出床号和姓名）。

2. 护士协助患者采取舒适体位，手臂放松置于床上，以示指、中指、环指指端按压桡动脉，力度适中，以能清楚测得桡动脉搏动为宜，正常脉搏测量 30 秒，乘以 2。脉搏异常患者测量 1 分钟。

3. 测量完毕，告知患者数值。根据脉搏情况告知注意事项。

4. 快速手消毒剂消毒双手，记录脉搏、呼吸数值。

5. 推车回治疗室，按要求整理用物。

6. 洗手，书写护理记录单。

【注意事项】

1. 如患者有紧张、剧烈运动、哭闹等需稳定 15～30 分钟后测量。

2. 脉搏短绌的患者，应由 2 名护士同时测量。一名护士测脉率，另一名护士听心率，计时应 1 分钟。

第四节　呼　吸　测　量

【目的】

1. 判断呼吸有无异常。

2. 监测呼吸变化，了解患者呼吸功能。

3. 协助诊断，为预防、治疗、康复、护理提供依据。

【评估】

1. 评估患者

（1）双人核对医嘱。

（2）核对患者床号、姓名、病历号和腕带（请患者自己说出床号和姓名）。

（3）评估患者的病情、治疗情况、心理和意识状态、合作程度。

（4）评估影响测量呼吸因素，测量前如有无剧烈活动、情绪激动等。

2. 评估环境　安静整洁，宽敞明亮。

【操作前准备】

1. 人员准备　仪表整洁，符合要求。洗手，戴口罩。

2. 物品准备　治疗车上层放置表（有秒针）、记录本、快速手消毒剂，以上物品符合要求，均在有效期内。治疗车下层放置医疗废物桶、生活垃圾桶。

【操作程序】

1. 携用物推车至患者床旁，核对床号、姓名、病历号和腕带（请患者自己说出床号和姓名）。

2. 护士协助患者采取舒适体位，手臂放松置于床上，以示指、中指、环指指端按压桡动脉，力度适中，以能清楚测得桡动脉搏动为宜，眼睛观察患者胸部或腹部起伏，一起一伏为一次呼吸，测量时间 30 秒，异常者测 1 分钟。

3. 测量完毕，告知患者数值。根据呼吸情况告知注意事项。

4. 快速手消毒剂消毒双手，记录呼吸数值。

5. 推车回治疗室，按要求整理用物。

6. 洗手，书写护理记录单。

【注意事项】

1. 如患者有紧张、剧烈运动、哭闹等需稳定 20～30 分钟后测量。

2. 测量呼吸前不必解释，在测量过程中不使患者察觉，以免紧张，影响测量的准确性。

3. 危重患者呼吸微弱，可用少许棉花置于患者鼻孔前，观察棉花被吹动的次数，计时应 1 分钟。

第五节 冰 袋 使 用

【目的】

1. 减轻局部充血或出血，局部消肿。

2. 镇痛、消炎、降温。

【评估】

1. 评估患者

（1）双人核对医嘱。

（2）核对患者床号、姓名、病历号和腕带（请患者自己说出床号和姓名）。

（3）评估患者病情、治疗情况、心理和意识状态、配合能力、目前体温情况。

（4）评估患者局部皮肤情况和活动能力。

（5）向患者解释操作目的、方法、注意事项和指导患者配合。

2. 评估环境 安静整洁，宽敞明亮。

【操作前准备】

1. 人员准备 仪表整洁，符合要求。洗手，戴口罩。

2. 物品准备 治疗车上层放置治疗盘内备化学冰袋、治疗巾、快速手消毒剂，以上物品符合要求，均在有效期内。治疗车下层放置医疗废物桶、生活垃圾桶。

【操作程序】

1. 携用物推车至患者床旁，核对床号、姓名、病历号和腕带（请患者自己说出床号和姓名）。

2. 协助患者取舒适体位。

3. 再次检查冰袋有无破损、用治疗巾将冰袋包好。

4. 将冰袋放置所需部位。用于高热降温，可置于前额、头顶部和体表大血管流经处（颈部两侧、腋窝、腹股沟等）。扁桃体摘除术后可将冰袋置于颈前颌下。

5. 观察患者应用冰袋的降温效果与反应，若局部皮肤出现发紫、麻木感，或患者出现不适则立即停止使用。

6. 用冷不超过 30 分钟或遵医嘱。

7. 再次核对患者床号和姓名。

8. 协助患者取舒适体位，整理患者衣物和床单位。

9. 用快速手消毒剂消毒双手，推车回治疗室，按医疗废物分类处理原则处理用物。

10. 洗手，书写护理记录单，记录用冷部位、时间、降温效果、患者反应等。

【注意事项】

1. 观察冰袋是否融化，融化后及时更换，保持治疗巾干燥。

2. 观察用冷部位皮肤局部情况，皮肤色泽，如皮肤苍白、青紫，需立即停止用冷，防止冻伤。

3. 注意倾听患者主诉，若有异常，如皮肤麻木，立即停止用冷。

4. 禁用冰袋部位为枕后、耳廓、阴囊、心前区、腹部、足底等。

5. 如用于降温，冰袋使用后 30 分钟需复测体温。当体温降至 39℃ 以下，应取下冰袋，并在体温单当上做好记录。

第六节　冰 帽 使 用

【目的】

头部降温，预防脑水肿，减轻脑细胞损害。

【评估】

1. 评估患者

（1）双人核对医嘱。

（2）核对患者床号、姓名、病历号和腕带（请患者自己说出床号和姓名）。

（3）评估患者病情、治疗情况、心理和意识状态、合作程度、目前体温情况。

（4）评估患者头部皮肤状况。

（5）向患者解释操作目的、方法，注意事项和指导患者配合。

2. 评估环境　安静整洁，宽敞明亮，必要时遮挡。

【操作前准备】

1. 人员准备　仪表整洁，符合要求。洗手，戴口罩。

2. 物品准备　治疗车上层放置冰帽、肛表、治疗巾、毛巾、未脱脂棉球、凡士林油纱布、快速手消毒剂，以上物品符合要求，均在有效期内。治疗车下层放置医疗废物桶、生活垃圾桶。

【操作程序】

1. 携用物推车至患者床旁，核对床号、姓名、病历号和腕带（请患者自己说出床号和姓名）。

2. 协助患者取舒适的体位。

3. 再次检查冰帽有无破损、漏水。将治疗巾铺于冰帽内。

4. 将患者头部置于冰帽中，后颈部、双耳廓垫毛巾；将棉球塞于外耳道，油纱布遮盖双眼。

5. 观察局部皮肤情况，并询问患者有无局部麻木、潮湿的感觉，及时给予调整。

6. 每30分钟测体温1次，保持肛温在33℃。若长时间使用，需每2小时更换1次冰块，确保降温效果。

7. 使用结束，撤去塞耳棉球，遮眼油纱布，取下冰帽。

8. 再次核对患者床号和姓名。

9. 协助患者取舒适体位，整理患者衣物和床单位。

10. 快速手消毒剂消毒双手，推车回治疗室，按医疗废物分类处理原则处理用物。

11. 洗手，书写护理记录单，记录用冷部位、时间、效果、患者反应等。

【注意事项】

1. 观察、检查冰帽有无破损、漏水，冰块是否融化，若融化后应及时更换，保持毛巾干燥。

2. 观察患者头部皮肤变化，尤其是耳廓，防止发生青紫、麻木和冻伤。

3. 观察心率变化，防止心房、心室颤动或房室传导阻滞的发生。

4. 每30分钟测量1次肛温，使之维持在33℃左右，不宜低于30℃，以防心室颤动等并发症出现。

第七节　乙 醇 擦 浴

【目的】

为高热患者降温。

【评估】

1. 评估患者

（1）双人核对医嘱。

（2）核对患者床号、姓名、病历号和腕带（请患者自己说出床号和姓名）。

（3）评估患者病情、治疗情况，心理和意识状态、合作程度、目前体温情况。

（4）评估患者皮肤状况、活动能力和有无乙醇过敏史。

（5）向患者解释操作目的、方法，注意事项和指导患者配合。

2. 评估环境　安静整洁，宽敞明亮，必要时遮挡。

【操作前准备】

1. 人员准备　仪表整洁，符合要求。洗手，戴口罩。

2. 物品准备　治疗车上层放置治疗盘内备弯盘（内盛有25%～35%乙醇100～200ml，温度27～37℃），治疗盘外备浴巾、小毛巾、治疗巾、热水袋（内装32～34℃热水）、冰袋、清洁衣裤，快速手消毒剂。以上物品符合要求，均在有效期内。治疗车下层放置医疗废物桶、生活垃圾桶。必要时备屏风、便器。

【操作程序】

1. 携用物推车至患者床旁，核对床号、姓名、病历号和腕带（请患者自己说出床号和姓名）。

2. 松开被尾，遮挡隔帘或屏风，保护患者隐私。

3. 按需给予便器。

4. 协助患者脱去上衣便于擦拭，取仰卧位。

5. 冰袋置于头部，可协助降温，防止头部充血。热水袋置于足底，可促进足底血管扩张，减轻头部充血。

6. 将浴巾垫于需擦拭部位下方。

7. 将小毛巾浸入乙醇拧至半干，缠于手上呈手套状，以离心方向边擦边按摩，擦拭完毕，用浴巾擦干皮肤。

8. 顺序

（1）双上肢：患者取仰卧位，按顺序擦拭。

1）颈外侧-肩-肩上臂外侧-前臂外侧-背。

2）侧胸-腋窝-上臂内侧-前臂内侧-手心。

（2）腰背部：患者取侧卧位，从颈下肩部，臀部，擦拭毕，穿好上衣。

（3）双下肢：患者取仰卧位，按顺序擦拭。

1）外侧：髂骨-下肢外侧-足背。

2）内侧：腹股沟-下肢内侧-内踝。

3）后侧：臀下-股后侧-腘窝-足跟。

9. 时间 每侧（四肢、背腰部）3分钟，全过程20分钟以内。

10. 观察患者降温后的效果与反应，若出现寒战、面色苍白、脉搏、呼吸异常，则停止使用。

11. 再次核对患者床号和姓名。

12. 擦浴完毕，取下热水袋，根据需要更换干净衣裤，协助患者取舒适卧位。

13. 整理床单位，拉开隔帘或撤去屏风。

14. 用快速手消毒剂消毒双手，推车回治疗室，按医疗废物分类处理原则处理用物。

15. 洗手，书写护理记录单，记录擦浴时间、降温后效果、患者反应等。

【注意事项】

1. 乙醇温度应接近体温，避免过冷。

2. 擦浴过程中，注意观察局部皮肤情况和患者反应，若出现寒战、面色苍白、脉搏和呼吸异常时，应立即停止，并及时通知医生。

3. 擦至腋窝、肘窝、手心、腹股沟、腘窝处稍用力并延长停留时间，以促进散热。

4. 颈后、耳廓、胸前区、腹部、阴囊、足底禁忌擦浴，新生儿和血液病高热患者禁用乙醇擦浴。

5. 擦浴手法以拍拭（轻拍）方式进行，避免摩擦。

6. 擦浴时间每侧（四肢、腰背部）3分钟，全过程控制在20分钟内，以防产生继发效应。

7. 擦浴后30分钟测量体温，若低于39℃，取下头部冰袋，降温后体温记录在体温单上。

8. 擦拭完的部位应及时为患者遮盖被子，以保护患者的隐私。

第八节 热水袋使用

【目的】

1. 保暖。

2. 解痉、镇痛。

【评估】

1. 评估患者

（1）双人核对医嘱。

（2）核对患者床号、姓名、病历号和腕带（请患者自己说出床号和姓名）。

（3）评估患者病情、治疗情况、心理和意识状态、合作程度、目前体温情况。

（4）评估患者局部皮肤情况和活动能力。

（5）向患者解释操作目的、方法和注意事项并指导患者配合。

2. 评估环境　安静整洁，宽敞明亮，室温适宜。

【操作前准备】

1. 人员准备　仪表整洁，符合要求。洗手，戴口罩。

2. 物品准备　治疗车上层放置治疗盘内备热水袋、水壶（内盛 60～70℃热水）、布套、水温计、毛巾、快速手消毒剂，以上物品符合要求，均在有效期内。治疗车下层放置医疗废物桶、生活垃圾桶。

【操作程序】

1. 携用物推车至患者床旁，核对床号、姓名、病历号和腕带（请患者自己说出床号和姓名）。

2. 协助患者取舒适的体位。

3. 再次检查热水袋有无破损、热水袋及塞子是否合适，以防漏水。

4. 测量水温，并调节至所需温度。

5. 放平热水袋，去塞，一手持袋口的边缘，一手灌水，边灌边提高热水袋；灌至热水袋容积的 1/2～2/3 时，逐渐放平热水袋，排出袋内空气并旋紧塞子。

6. 用毛巾擦干热水袋，倒提并轻轻抖动，检查无漏水；将热水袋装入布套内。

7. 将热水袋放置于患者所需部位，袋口应朝向身体外侧。

8. 不超过 30 分钟。

9. 观察患者应用热水袋的效果与反应、热水温度等。

10. 用毕，再次核对患者床号和姓名，撤去热水袋。

11. 协助患者取舒适体位，整理患者衣物和床单位，对用物进行处理。

12. 用快速手消毒剂消毒双手，推车回治疗室，按医疗废物分类处理原则处理用物。

13. 洗手，书写护理记录单，记录使用部位、时间、升温效果、患者反应等。

【注意事项】

1. 使用前检查热水袋有无破损、热水袋及塞子是否合适，以防漏水。

2. 成人水温调节至 60～70℃，对意识不清、老人、婴幼儿、麻醉未清醒、感觉迟钝、末梢循环不良等患者，水温应调至 50℃，以防烫伤。

3. 意识不清、感觉迟钝的患者使用热水袋时，应再包一块毛巾或放于两层毯子之间，并定时检查用热部位皮肤情况，以防烫伤。

4. 炎症部位热敷，热水袋灌水 1/3 满，以免压力过大，引起疼痛。

5. 加强巡视，定期检查局部皮肤情况，若局部皮肤出现潮红、疼痛等反应，应立即停止使用，并在局部涂凡士林以保护皮肤。

6. 热水袋内水温降低后及时更换热水，保证水温，达到治疗效果。

7. 严格执行交接班制度，必要时床旁交班，并叮嘱患者及家属不得自行调节热水袋水温。

8. 热水袋用后，将热水倒空、倒挂热水袋，晾干后向袋内吹入少量空气，旋紧塞子，存放阴凉处备用；热水袋布套洗净晾干备用。

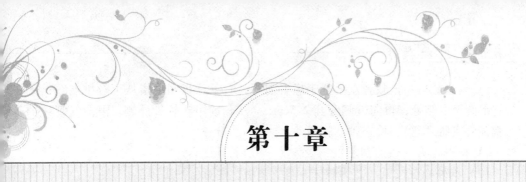

第十章

急 救 技 术

第一节 单人心肺复苏

【目的】

用人工的方法使患者迅速建立有效的循环和呼吸，维持基本的血氧供应，挽救患者生命。

【操作程序】

评估意识和呼救

1. 评估现场 院内或院外，首先评估现场是否有潜在危险，防止继发意外发生。应环视四周，保证安全。

2. 判断意识 若患者于地上，抢救者跪于患者右侧，左腿跪于患者肩部，右腿与患者脐平齐；若患者于床上，抢救者站于患者右侧。抢救者轻拍患者肩部，在患者两侧耳部大声询问："您怎么了？"确定患者无反应。

3. 呼救

（1）院外：启动急救医疗服务（EMS）系统，指定周围其中一人，"请帮我拨打急救电话120（请带除颤器），电话打完后告诉我一声"，同时记录抢救时间，打电话者应讲明现场情况，第一目击者立即开始抢救。

（2）院内：呼叫医生和护士，并嘱其带抢救用物（包括除颤器），同时记录抢救时间。

复苏体位

1. 摆正患者体位，注意保护其头颈部，使头、颈、躯干保持同一水平体位。

2. 解开患者衣扣和腰带。

心肺复苏

第一步：循环支持（C）

（1）判断颈动脉搏动（判断时间＜10秒）

1）检查脉搏：抢救者左手置于患者前额，右手示指和中指从下颏中点顺气管下滑至喉结处，再向近侧旁开2.5cm，（从颈前甲状软骨外侧，滑向气管与胸锁乳突肌之间），检查颈动脉搏动。

2）检查呼吸（快速判断）。

（2）胸外心脏按压（若为软床，身下垫板，注意保护头颈部）

1）定位方法（二种方法任选其一）：①方法1：画肋弓法：抢救者站或跪于患者右侧，用右手中指沿患者肋弓下缘上移至胸骨下切迹处，右手示指和中指并拢齐切迹置于胸骨上，左手掌根齐右手示指放于患者胸骨上（按压部位：胸骨中下1/3交界处），右手掌根部压于左手手背上，双手并拢或相互握持，手指应翘起离开胸壁。②方法2：快速定位法：双乳头连线中点。

2）按压方法：以手掌根部为着力点，双肘关节伸直，借助臂、肩和上身的力量，垂直向下用力按压。按压深度至少5cm（成人），按压频率>100次/分。迅速放松，使胸骨复原，按压与放松反复进行，所占时间比为1:1。抢救者每个循环均计数101、102、103至130。

第二步：开放气道（A）

（1）开放气道（二种方法任选其一）

1）压额提颏法（仰头提颏法，是常用方法）：左手小鱼际置于患者前额，右手示指和中指并拢置于其下颌中点右侧约2cm处，将下颌托起使头后仰，使下颌角与耳垂的连线与地面垂直，气道开放。

2）推举下颌法（双下颌上提法，用于头颈部有损伤患者）：抢救者位于患者头前，以双肘为支撑，双手示、中、环指放于患者下颌角后方，向上向后抬起下颌，使头后仰，气道开放。

（2）检查口腔和气道：抢救者右手拇指伸入患者口腔，压住舌和下颌部，如发现异物，头偏向右侧，用左手小指勾出异物。有活动义齿者应取下。

第三步：人工呼吸（B）

（1）方法1（口对口）：①开放气道后，抢救者用左手小鱼际压在患者前额，拇指和示指捏住患者的鼻孔，右手的示指、中指并拢将颏部向上抬起，抢救者双唇包绕患者口部，形成封闭腔，严防漏气。②吹气，同时观察到胸廓起伏，吹气时间>1秒；松开口鼻使患者从鼻孔呼气，患者胸部自行回缩。吹气、放松2次。

（2）方法2（简易呼吸器）：①连接简易呼吸器并接通吸氧装置（吸氧装置处于良好备用状态），调节氧流量至10~12L/min，充盈储氧袋。②一手将简易呼吸器面罩扣紧患者口鼻部，手法正确（EC手法）。③另一手挤压气囊，挤压时间>1秒，观察到胸廓起伏。挤压与放松2次。

继续第二个循环：心外按压与人工呼吸比为30:2。至第五个循环，501、

502、503至530，重新开放气道，给予人工呼吸2次。5个循环后评估患者的呼吸和脉搏。

判断颈动脉搏动和呼吸（判断时间＜10秒）

1. 检查脉搏　方法同前。

2. 检查呼吸　检查脉搏同时将脸靠近患者口鼻处，距离约3cm。听：有无呼气声；看：观察胸腹部有无起伏；感觉：有无气体呼出，同时计数1001、1002、1003～1010。

3. 观察循环征象　瞳孔、口唇、颜面、甲床、肢端等。

4. 记录抢救结束时间。

除颤（D）

心电监护判断有除颤指征，应立即除颤。除颤器为单相波，电击能量选择360J，除颤器为双相波，电击能量选择150～200J。除颤只能进行1次，除颤后应立即进行5个循环心肺复苏，约2分钟后再次评估呼吸心搏。如需要可再次除颤（尽量缩短从最后一次按压到除颤的时间，和给予除颤到除颤后立即恢复按压之间的时间）。

操作后

1. 院外　为患者整理衣服，记录抢救时间和过程，转入医院继续观察生命体征。若5个循环后，患者呼吸循环未恢复，应进行下一个循环的心肺复苏。

2. 院内

（1）为患者撤去硬板，或将患者抬于床上，头下垫枕，擦净患者面部，遵医嘱吸氧，整理衣服和床单位，摆好舒适体位。

（2）用物带回治疗室，清洁、整理和消毒后归位备用。

（3）依照医疗废物分类原则处理用物。

（4）洗手。

（5）操作完毕及时书写护理记录。

（6）进一步观察患者生命体征，遵医嘱给予进一步治疗。

【注意事项】

1. 口对口人工呼吸时，抢救者应双唇包绕患者口部，形成一个封闭腔，严防漏气。

2. 按压要用力均匀、适度，不可用力过猛，以免造成肋骨骨折、血气胸、肝脾破裂、心包积液等。

3. 胸外按压过程中，手掌根部不离开胸壁，用力压、快速压、不间断压。

4. 按压与通气交替进行，再次按压时需重新定位。

5. 若在操作过程中"120"及时赶到并带来除颤器，要立即给予除颤一次，除颤后应立即 5 个循环心肺复苏。

6. 检查呼吸器的方法

（1）初步检查：呼吸器各部连接是否紧密，各部件有无破损。

（2）检查储氧囊：储氧囊充盈良好，无漏气。

（3）检查球囊：关闭减压阀（减压阀不能向上提拉为关闭状态）一手堵住呼吸器出气口，一手挤压气囊，观察有无漏气。

（4）检查呼吸阀：打开减压阀（减压阀能向上提拉为开放状态），将呼吸器面罩朝向操作者面颊，挤压气囊，感到有足量气流吹出。

7. EC 手法 开放气道后，抢救者左手拇指与示指分开下压面罩，其余三指放于患者下颌角并上拉，使面罩与患者口鼻部形成相对密闭腔，防止漏气；另一手挤压球囊。

8. 挤压球囊，用力均匀、适度，不可过猛，挤压时间 >1 秒。

9. 简易呼吸器使用后清洁备用。如有血渍污渍污染，清洁后送消毒供应中心低温环氧乙烷消毒。

第二节 双人心肺复苏

【目的】

用人工方法使患者迅速建立有效的循环和呼吸，维持基本的血氧供应，挽救患者生命。

【操作前准备】

1. 人员准备 仪表整洁，符合要求。

2. 物品准备 治疗车上层放置清洁盘、氧气吸入装置、蒸馏水、快速手消毒剂、简易呼吸器装置一套、面罩、吸氧管。以上物品符合要求，均在有效期内。治疗车下层放置医疗废物桶、生活垃圾桶。

3. 检查并连接简易呼吸器（同简易呼吸器使用）。

4. 检查氧气表开关旋钮、湿化瓶、蒸馏水（有无过期、沉淀）。

5. 除颤仪处于完好备用状态。

【操作程序】

以下操作 A 护士进行

1. 评估意识和呼救

（1）评估现场：是否有潜在危险，防止继发意外发生。应环视四周，保证安全。

（2）判断意识：抢救者站于患者右侧，轻拍患者肩部，在患者两侧耳部大声询问，确定患者无反应。

（3）呼救

1）呼叫医生和护士，并嘱其带抢救用物（包括除颤器）。

2）记录时间，开始抢救。

以下操作 B 护士进行

准备好简易呼吸器、面罩、蒸馏水、氧气吸入装置、检查并连接简易呼吸器与吸氧装置，调节氧流量至少 10～12L/min（详见简易呼吸器使用）。

以下操作 A 护士进行

2. 复苏体位

（1）协助摆正患者体位，去枕，注意保护头颈部，使头、颈、躯干保持同一水平。

（2）解开患者衣扣和腰带。

3. 心肺复苏

（1）第一步：循环支持（C）

1）判断颈动脉搏动（同单人心肺复苏）。

2）胸外心脏按压（若为软床，身下垫板，注意保护头部）。

以下操作 B 护士进行

身下垫硬板，注意保护头部。

以下操作 A 护士进行

定位方法（二种方法任选其一，同单人心肺复苏）。

按压方法：以手掌根部为着力点，双肘关节伸直，借助臂、肩和上身的力量，垂直向下用力按压，按压深度至少 5cm（成人），按压频率大于 100 次/分，迅速放松使胸骨复原；心脏按压与放松反复进行，所占时间比为 1:1，心外按压与人工呼吸比为 30:2。

第一个循环：A 护士心外按压，计数，101、102、103～130。

（2）第二步：开放气道（A）

1）开放气道（二种方法任选其一，同单人心肺复苏）。

2）检查口腔和气道（同单人心肺复苏）。

以下操作 B 护士进行

（3）第三步：人工呼吸（B）

1）连接简易呼吸器并接通吸氧装置（吸氧装置处于良好备用状态），调节氧流量至 10～12L/min，充盈储氧袋。

2）一手将简易呼吸器面罩扣紧患者口鼻部，手法正确（EC 手法）。

3）另一手挤压气囊，挤压时间 >1 秒，观察到胸廓起伏。挤压与放松 2 次。

4）保持 EC 手法，等待第二个循环。

（4）第二个循环

以下操作 A 护士进行

1）心外按压计数，201、202、203～230，手在原位停止按压。

以下操作 B 护士进行

2）用简易呼吸器吹气两次。保持 EC 手法，等待第三个循环。直至第五个循环以吹 2 口气结束。

以下操作 A 护士进行

（5）判断颈动脉和呼吸：5 个循环后，评估患者呼吸、脉搏。

1）检查脉搏：（同单人心肺复苏）。

2）检查呼吸：检查脉搏同时将脸靠近患者口鼻处，距离约 3cm；听：有无呼气声；看：观察胸腹部有无起伏；感觉：有无气体呼出，同时计数 1001、1002、1003、1004、1005～1010。

3）观察循环征象：瞳孔、口唇、颜面、甲床、肢端等。

4）记录抢救结束时间。

（6）第四步：除颤（D）（同单人心肺复苏）。

以下操作 A、B 护士共同进行

4. 操作后

（1）为患者整理衣物，撤去身下硬板，整理床单位，头下垫枕，擦净患者面部，遵医嘱吸氧，协助摆好舒适体位。

（2）洗手，记录抢救时间和过程。

（3）进一步观察患者生命体征，遵医嘱给予下一步治疗。

（4）整理用物，按照医疗废物分类原则处理用物。

【注意事项】

同单人心肺复苏。

第三节　简易呼吸器使用

【目的】

纠正低氧血症，维持和增加机体通气量。

【评估】

1. 双人核对医嘱。

2. 评估患者

（1）核对患者床号、姓名、病历号和腕带（请患者说出自己的床号和姓名）。

（2）了解患者病情、意识状态，配合能力；检查患者呼吸道是否通畅，口唇、甲床发绀程度。

（3）向患者解释操作目的和过程，取得患者配合。

3. 评估环境 安静整洁，宽敞明亮。

【操作前准备】

1. 人员准备 仪表整洁，符合要求。洗手，戴口罩。

2. 物品准备 治疗车上层放置清洁盘、氧气吸入装置、蒸馏水、快速手消毒剂、简易呼吸器装置一套、面罩，以上物品符合要求，均在有效期内。治疗车下层放置医疗废物桶、生活垃圾桶。

3. 检查并连接简易呼吸器 首先检查简易呼吸器包装是否密闭，是否过期，打开包装，检查复苏球，完好无漏气，将储氧囊、储氧阀和氧气连接管接在复苏球后端的进气阀喷嘴上。检查面罩包装是否密闭、是否过期，打开包装，取出面罩，连接在简易呼吸器上。将呼吸器面罩朝向操作者面颊，挤压球囊，感觉有足够气体流出，检查减压阀位置和功能，无特殊要求需要将减压阀处于开放状态，将简易呼吸器和面罩放于清洁盘内。

4. 检查氧气表开关旋钮、湿化瓶、蒸馏水（有无过期、沉淀）。

【操作程序】

1. 携用物推车至患者床旁，核对床号、姓名、病历号和腕带（请患者说出自己的床号和姓名）。

2. 安装吸氧装置，检查是否固定，向外轻拉接头，拧下湿化瓶，湿化瓶内添加蒸馏水至 1/2～2/3 处，安装好湿化瓶。再次检查简易呼吸器各部连接是否紧密，用氧气连接管连接吸氧装置，调节氧流量至 10～12L/min，向储氧囊内充气，检查储氧囊充盈是否良好，有无漏气。

3. 去枕，协助患者仰卧使头后仰，观察口腔有无异物，解开衣领。

4. 将面罩扣紧患者口鼻部，EC 手法固定。操作者左手拇指与示指分开下压面罩，其余三指放于患者下颌角处上拉，使面罩与患者口鼻部形成相对密闭腔，防止漏气，另一手挤压球囊。护士每次挤压气量 500～600ml，使空气自球囊进入肺。放松球囊，肺内气体经呼气活瓣排出。简易呼吸器辅助呼吸应与患者的呼吸同步。

5. 挤压与放松反复进行，挤压球囊应用力均匀、适度，不可过猛，挤压时间大于 1 秒，挤压与放松所占时间比为 1:（1.5～2），挤压球囊频率为 10～12 次/分（成人），每 6～7 秒给予一次通气。

6. 操作中随时观察患者生命体征变化。患者出现病情变化时立即通知医生，遵医嘱进行下一步治疗。

7. 操作后协助患者取舒适体位，整理衣物，头下垫枕，整理床单位，并询问患者情况。

8. 快速手消毒剂消毒双手，携用物回治疗室，按医疗废物分类处理原则处理用物。

9. 洗手，及时书写护理记录单。

【注意事项】

1. 检查简易呼吸器的方法

（1）初步检查：简易呼吸器各部连接是否紧密，各部件有无破损。

（2）检查储氧囊：球囊充氧后，储氧囊充盈良好，无漏气。

（3）检查球囊：关闭减压阀（减压阀不能向上提拉为关闭状态），一手堵住呼吸器出气口，一手挤压球囊，观察有无漏气。

（4）检查呼吸阀：打开减压阀（减压阀能向上提拉为开放状态），将简易呼吸器面罩朝向操作者面颊，挤压球囊，感到有足量气流吹出。

2. 使用前检查减压阀的位置和功能，无特殊要求，需要将减压阀处于开放位置。

3. 未接氧气时，应取下储氧囊。

4. 挤压球囊时，用力应均匀、适度，不可过猛，挤压时间 >1 秒。

5. 简易呼吸器使用后清洁备用。如有血渍污渍污染，清洁后送消毒供应中心低温环氧乙烷消毒。

第四节 胸外心脏非同步电除颤

【目的】

用较强的脉冲电流通过心肌，使心肌各部分在瞬间同时除极，以终止异位心律，使之恢复窦性心律。

【评估】

1. 双人核对医嘱。

2. 评估患者 了解患者病情、意识状态；心电图状况。

3. 评估环境 安静整洁，宽敞明亮。

【操作前准备】

1. 人员准备 仪表整洁，符合要求。洗手，戴口罩。

2. 物品准备 治疗车上层放置治疗盘（导电胶或生理盐水纱布、弯盘、小毛巾）、快速手消毒剂、除颤仪。以上物品符合要求，均在有效期内，除颤仪处于完好备用状态。治疗车下层放置医疗废物桶、生活垃圾桶。

【操作程序】

1. 遵医嘱除颤；携用物推除颤仪至患者床旁，接通电源，记录开始时间。

2. 除颤前确定患者除颤部位无潮湿、无敷料。

3. 协助患者取复苏体位，左臂外展，充分暴露除颤部位，操作者位于患者右侧，用小毛巾擦干患者胸部皮肤，置于弯盘内待用。

4. 患者头部、四肢不得接触金属架，床单位干燥。

5. 如患者带有置入性起搏器，注意避开起搏器至少10cm。

6. 将电极板环形均匀涂以专用导电胶或用三层盐水纱布包裹，打开电源开关，遵医嘱调节能量，单相波除颤仪调至360J，双相波除颤仪调至150～200J。

7. 右手拇指按压除颤仪充电按钮，充电完毕，除颤仪显示可以除颤信号。

8. 放置电极板

（1）负极（STERNUM）电极板：置于右锁骨中线第2肋间。

（2）正极（APEX）电极板：置于左腋中线平第5肋间。

（3）两电极板之间的距离必须>10cm，除颤时电极板贴紧患者皮肤，下压力量约5kg。

9. 除颤前确定周围无人员直接或间接接触患者，同时操作者身体离开患者床单位。

10. 观察心电示波，确定为室颤（同时提醒："我准备好了，大家准备好了吗？我要开始除颤了"）。

11. 除颤仪显示可以除颤信号时，双手拇指同时按压手控电极板上的放电按钮进行电除颤。

12. 除颤仪放电结束移开电极板，立即进行心肺复苏5个循环（约2分钟）后，再次评估心电示波情况、除颤效果和并发症。

13. 除颤结束或除颤成功后，记录除颤过程和抢救时间。

14. 用弯盘内毛巾擦干患者胸壁皮肤（弯盘和毛巾用后置于治疗车下层），观察患者皮肤有无红肿、灼伤；协助患者整理好衣物；整理床单位，护士与患者进行交流。

15. 关闭除颤仪开关，清洁除颤仪和电极板，检查电极板线路连接正确，电极板正确归位。

16. 推除颤仪回治疗室，除颤仪充电，并处于备用状态。

17. 洗手，及时补写护理记录单，并签字。

18. 继续观察病情，遵医嘱进行下一步治疗。

【注意事项】

1. 除颤时远离水和导电材料。

2. 清洁并擦干皮肤，不能使用乙醇、含有苯基的酊剂或止汗剂。

3. 手持电极板时，两级不能相对，不能面向自己。

4. 放置电极板部位应避开瘢痕、伤口。

5. 患者右侧卧位时，负极（STERNUM）手柄电极，置于左肩胛下区与心脏同高处；正极（APEX）手柄电极，置于心前区。

6. 安装起搏器的患者除颤时，电极板距起搏器至少 10cm。

7. 如果一次除颤后不能消除心室颤动，移开电极板后应立即进行胸外按压。

8. 操作后应保留并标记除颤时自动描记的心电图。

9. 除颤仪定期充电并检查性能。

第五节　全自动洗胃机洗胃

【目的】

1. 彻底清除胃内毒物或刺激物，避免毒物吸收，对毒物进行鉴定。

2. 洗出胃内滞留食物。

3. 为手术、检查做准备。

【评估】

1. 双人核对医嘱。

2. 评估患者

（1）核对患者床号、姓名、病历号和腕带（请患者说出自己的床号和姓名）。

（2）了解患者病情、意识状态、配合能力；检查患者口腔、鼻腔情况，口鼻有无损伤、炎症、手术史或其他情况。

（3）向患者解释操作目的和过程，取得患者配合。

（4）了解毒物种类，中毒时间。

（5）做好心理工作，解除患者紧张情绪。对自服毒物者应耐心劝导，减轻患者心理负担。

3. 评估环境　安静整洁，宽敞明亮。

【操作前准备】

1. 人员准备　仪表整洁，符合要求。洗手，戴口罩。

2. 物品准备　治疗车上层放置依次检查并准备型号合适的洗胃管（内含咬口器）、洗胃包（纱布 2 块、治疗巾、弯盘）、50ml 注射器 1 支、石蜡油、棉签、胶布、压舌板、听诊器、无菌手套、水碗、快速手消毒剂、医嘱单。以上物品符合要求，均在有效期内。包装完整无破损。治疗车下层放置医疗废物桶、生活垃圾桶。

3. 根据中毒种类合理配制洗胃溶液放入清洁桶内，备污水桶。

4. 检查洗胃机性能和管路连接是否正确。

【操作程序】

1. 携用物推车至患者床旁。接通洗胃机电源，将洗胃机进液管放于清洁桶内，将洗胃机排液管放于污水桶内，将接洗胃管的管路置于洗胃机上治疗盘内。

2. 双人核对医嘱。

3. 再次向患者解释以取得患者配合，再次评估患者生命体征。

4. 协助患者取左侧卧位（右侧后背下垫枕），暴露剑突，注意保暖，躁动患者给予保护性约束。

5. 用盐水棉签清洁患者鼻腔。

6. 打开治疗包，取出治疗巾垫于患者颌下。

7. 将洗胃管、咬口器、压舌板、50ml 注射器、纱布置于弯盘内，将石蜡油适量倒于一块纱布上，撕胶布。

8. 戴手套，将弯盘置于患者颌下的治疗巾上。

9. 测量洗胃管留置深度。

10. 用石蜡油纱布润滑洗胃管前端约 10cm。

11. 方法一：左手托洗胃管，右手持洗胃管前端，沿一侧鼻孔插入至咽喉部（10~15cm）嘱患者做吞咽动作，同时将洗胃管继续向下插入至测量好的深度。方法二：将咬口器置于患者上下门齿间，左手托洗胃管，右手持洗胃管前端，从咬口器孔插入至咽喉部（10~15cm），嘱患者做吞咽动作，同时将洗胃管继续向下插入至测量好的深度。昏迷患者，左手将患者头托起，使下颌靠近胸骨柄，缓缓插入洗胃管至测量好的深度。

12. 请医生协助，双人判断，确定胃管正确留置于胃内。

13. 用胶布固定洗胃管于鼻翼两侧，连接洗胃机管路。

14. 按下洗胃机开始键，洗胃机自动进行洗胃。

15. 洗胃结束后，按下洗胃停止键，洗胃机停止洗胃。

16. 断开洗胃管与洗胃机管路，反折洗胃管末端，取下患者鼻翼的胶布，左手持另一块纱布在鼻孔（或口腔）外包住洗胃管，右手向外边拔出洗胃管，边将洗胃管缠绕于手上（取下咬口器）。

17. 将双手手套边脱下，边包裹洗胃管（和咬口器），弃于医疗废物桶内。

18. 弯盘放置于治疗车下层。

19. 使用垫巾清洁患面部，置于生活垃圾桶内。

20. 协助患者取舒适体位。

21. 操作后

（1）洗手，将治疗车推回治疗室，整理用物。

（2）记录洗胃过程，洗胃液量，洗出液性质。

【注意事项】

1. 中毒患者凡出现呼吸、心搏停止，先行心肺复苏，待生命体征平稳后，再行洗胃。

2. 呼吸道分泌物多，先行吸痰，保持呼吸道通畅，生命体征平稳，再行洗胃。

3. 洗胃过程中，随时观察患者生命体征变化，生命体征不稳定，先行抢救，停止洗胃。

4. 洗胃过程中，患者出现腹痛、洗出液为血性，通知医生，停止洗胃。

5. 测量洗胃管深度：发迹至剑突长度（方法一），鼻尖至耳垂长度加鼻尖至剑突长度（方法二）。

6. 洗胃过程中，应给患者保暖。

7. 洗胃过程中，各种管路连接、固定牢固，护士严密监护患者。

8. 毒物需做鉴定时，应留取洗胃初的胃内容物。

9. 根据中毒物质种类选择洗胃液

（1）有机磷农药中毒：2%~4%碳酸氢钠溶液。

（2）巴比妥类药物中毒：1:15 000~1:20 000高锰酸钾溶液。

（3）中毒物质不明时，用清水洗胃。

10. 判断洗胃管在胃内的三种方法

（1）快速经胃管向胃内注入10ml空气，用听诊器在胃部听到气过水声。

（2）用注射器抽出胃内容物。

（3）将胃管末端置于清水中无气泡溢出。

11. 洗胃中注意 灌入、吸出的液体量基本平衡，每次灌入液量约500ml，过多可引起急性胃扩张，胃内压上升，加剧毒物吸收。

12. 洗胃机的消毒

（1）清洁桶内配含有效氯500mg/L消毒液，洗胃机三根管路同时放入消毒液中，启动洗胃机，反复清洗20分钟。

（2）清洁桶内放入清水，洗胃机三根管路同时放入清水中，反复清洗20分钟。

（3）更换清洁桶内清水，洗胃机三根管路同时放入清水中，反复清洗20分钟。

（4）关闭洗胃机，断掉电源。

（5）清洁洗胃机表面，清洁洗胃桶。完好备用保存。

13. 洗胃禁忌证

（1）强酸、强碱中毒。

（2）活动性消化道溃疡、近期有上消化道出血。

（3）肝硬化并发食管静脉曲张。

（4）食管阻塞、胃癌。

14. 昏迷患者谨慎洗胃。

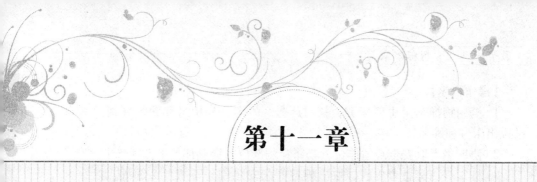

第十一章

常用标本采集

第一节　动脉血标本采集

【目的】

1. 判断呼吸功能。

2. 监测组织氧合状态。

3. 判断有无酸碱平衡紊乱。

4. 检测电解质。

【评估】

1. 评估患者

（1）双人核对医嘱。

（2）核对患者床号、姓名、病历号和腕带（请患者自己说出床号和姓名）。

（3）评估患者的病情、治疗情况、心理及意识状态、合作程度。

（4）评估患者采血部位皮肤及动脉搏动情况：皮肤完好、血管弹性好搏动有力。

（5）评估患者吸氧情况及氧流量；使用呼吸机者评估呼吸机参数的设置，避免吸痰操作。

（6）评估患者30分钟内有无剧烈活动、情绪激动、吸烟、沐浴等。

（7）向患者解释操作目的、方法，注意事项及指导患者配合。

2. 评估环境　安静整洁，宽敞明亮。

【操作前准备】

1. 人员准备　仪表整洁，符合要求。洗手、戴口罩。

2. 物品准备　治疗车上层放置治疗盘（内置无菌棉签、安尔碘、小碗）、采血垫巾、一次性动脉采血针2支、化验单、快速手消毒剂。以上物品符合要求，均在有效期内。治疗车下层放置医疗废物桶、生活垃圾桶、锐器盒。

【操作程序】

1. 携用物推车至患者床旁，核对床号、姓名、病历号和腕带（请患者自己说出床号和姓名）。

2. 协助患者取安全舒适体位，暴露穿刺部位，穿刺部位下方铺垫巾。

3. 按常规消毒患者皮肤，取出棉签，蘸安尔碘于干棉签 2/3 处，以穿刺点为中心，由内向外环形消毒穿刺区皮肤；消毒操作者的选择、固定血管示指、中指（或戴无菌手套），消毒面积达 2 个关节以上。

4. 打开血气针包装，检查血气针完好，回抽 1.5ml，右手持血气针，左手触摸动脉搏动最强处，找准穿刺点，两指分开，目的是绷紧皮肤固定血管。采血量视所用血气分析仪而定，一般为 1～2ml，获取足够的血量后迅速拔针，以棉签压迫穿刺部位 5～15 分钟。

（1）桡动脉穿刺：患者取坐位或平卧位，患者应将腕部伸直，掌心向上，手自然放松，穿刺点位于掌横纹上方 1～2cm 的动脉搏动处，与皮肤成 45°～60°，针头斜面向上直接逆动脉血流方向刺入血管，缓慢进针直到看见鲜血。

（2）股动脉穿刺：患者平卧，穿刺侧股略外展、外旋，以腹股沟韧带下 1.5～2.0cm 股动脉搏动最强处作为穿刺点，穿刺针与皮肤垂直，保持 90°，缓慢进针直到看见鲜血。

5. 采集标本在两手中颠倒混合不少于 5 次，双手搓动混匀不少于 5 次。

6. 棉签放于医疗废物桶，对折取出垫巾放入生活垃圾桶。

7. 协助患者恢复舒适体位，整理床单位，呼叫器放于患者枕边，并做好解释工作。

8. 再次核对患者床号和姓名。

9. 快速手消毒剂消毒双手，推车回治疗室整理用物，血气标本要立即送检。

10. 洗手，按要求书写护理记录单。

【注意事项】

1. 应用消毒剂进行皮肤消毒，待充分干燥后，方可进行动脉采血。

2. 穿刺时避免负压抽吸血液，取血液前后必须防止空气混入，与空气接触后可使 PaO_2 升高，$PaCO_2$ 降低，并污染血标本。

3. 穿刺针拔出后应立即以无菌棉签按压穿刺点 5 分钟以上，如出血倾向明显，应延长压迫时间，必要时应达 20 分钟以上，并应注意观察远端肢体的皮温及色泽变化。

4. 标本采集好后应将针头刺入橡皮塞，严格隔离空气。将注射器放在两手手掌之间转动，混匀抗凝剂。标本应在 30 分钟之内检测或放入 4 摄氏度冰箱保存，但不宜超过 2 小时，因为标本中氧可被白细胞、血小板、网织红细胞消耗，以免细胞代谢耗氧，使 PaO_2 及 pH 下降 $PaCO_2$ 升高。

5. 吸痰患者，应于吸痰后 20 分钟方可采集血气标本，这时体内血气和酸碱值达平衡状态。

6. 一次穿刺失败，切勿反复在同一部位穿刺以免形成血肿。

7. 采血前应让在安静、舒适状态，避免非静息状态造成的误差。

第二节 静脉血标本采集

【目的】

1. 留取全血标本。

2. 留取血清标本。

3. 留取血培养标本，培养检测血液中的病原菌。

【评估】

1. 评估患者

（1）双人核对医嘱。

（2）核对患者床号、姓名、病历号和腕带（请患者自己说出床号和姓名）。

（3）评估患者寒战或发热的高峰时间。

（4）评估患者病情和年龄、临床诊断、抗生素使用情况、意识状态和配合能力。

（5）评估穿刺部位皮肤、血管状况和肢体活动度。

（6）向患者解释操作目的、方法、注意事项和指导患者配合。

2. 评估环境 安静整洁，宽敞明亮。

【操作前准备】

1. 人员准备 仪表整洁，符合要求。洗手，戴口罩。

2. 物品准备 治疗车上层放置治疗盘（内置无菌棉签、安尔碘、排液小碗）、止血带、采血垫巾、一次性注射器 2 支或真空采血器 2 套、血培养瓶 1 个或一次性真空血培养瓶 1 个、血培养单、快速手消毒剂、按需要准备酒精灯、火柴，以上物品符合要求，均在有效期内。治疗车下层放置医用废物桶、生活垃圾桶、锐器盒。

【操作程序】

1. 携用物推车至患者床旁，操作者拿化验单、标本容器与患者核对床号、姓名、病历号和腕带（请患者自己说出床号和姓名）。

2. 协助患者取安全舒适体位，暴露穿刺部位，穿刺部位下方铺垫巾。

3. 穿刺部位下方垫巾，取出止血带垫于穿刺部位下方。

4. 取出干棉签，常规消毒皮肤，消毒后的棉签置于医疗废物桶内。

5. 系好止血带，止血带距进针部位 7.5～10cm。

6. 注射器采血

（1）持一次性注射器，按将针头旋紧。

（2）取一根干棉签夹于右手中指与环指间备用。

（3）再次核对患者床号和姓名。

（4）右手持注射器，嘱患者握拳，穿刺、抽血，按静脉注射法行静脉穿刺，见回血后抽取所需血量。

（5）抽血毕，松止血带，嘱患者松拳，迅速拔出针，按压局部 1～2 分钟。

（6）将血液注入标本容器

1）全血标本：取下针头，将血液沿管壁缓慢注入盛有抗凝剂的试管内，使血液与抗凝剂充分混匀。

2）血清标本：取下针头，将血液沿管壁缓慢注入干燥试管内。

3）血培养标本：先除去密封瓶铝盖中心部分，常规消毒瓶塞，更换针头后将血液注入瓶内，轻轻摇匀。如有培养瓶需要打开瓶盖注入血液，点燃酒精灯，血培养的瓶口在酒精灯火焰上消毒，取下针头后将血液缓缓注入标本容器，旋紧瓶塞，轻轻摇匀。

7. 棉签放于医疗废物桶内，针头直接放入锐器盒内，将采血器浸泡于含有效氯 500mg/L 消毒液中。

8. 对折取出止血带与垫巾，垫巾放入生活垃圾桶，将止血带浸泡于含有效氯 500mg/L 消毒液中。

9. 协助患者恢复舒适体位，整理床单位，呼叫器放于患者枕边，并做好解释工作。

10. 快速手消毒剂消毒双手，推车回治疗室，整理用物。

11. 洗手，脱口罩，及时送检血标本。

【注意事项】

1. 严格执行查对制度和无菌操作制度。

2. 血培养瓶应在室温下避光保存。

3. 根据是否使用过抗生素，准备合适的需氧瓶和厌氧瓶。

4. 间歇性寒战者应在寒战或体温高峰前取血；当预测寒战或高热时间有困难时，应在寒战或发热时尽快采集血培养标本。

5. 已使用过抗生素治疗的患者，应在下次使用抗生素前采取血培养标本。

6. 血标本注入厌氧菌培养瓶时，注意勿将注射器中空气注入瓶内。

7. 2 次血培养标本采集时间至少间隔 1 小时。

8. 经外周穿刺的中心静脉导管采取血培养标本时，每次至少采集 2 套血培养，其中 1 套从独立外周静脉采集，另一套从导管采集。2 套血培养的采血时间必须接近（<5 分钟），并做好标记。

9. 一次性真空血培养瓶的采集方法同真空静脉采血方法。

第三节 咽拭子标本采集

【目的】
取咽部和扁桃体分泌物作细菌培养或病毒分离，以协助诊断。
【评估】
1. 评估患者
（1）双人核对医嘱，标签贴于标本容器上。
（2）核对患者床号、姓名、病历号和腕带（请患者自己说出床号和姓名）。
（3）评估患者的病情、意识状态、治疗情况，心理状态和配合能力。
（4）向患者和家属解释标本采集的目的、方法、注意事项和配合要点。
2. 评估环境 安静整洁，宽敞明亮，室温适宜，光线充足。
【操作前准备】
1. 人员准备 仪表整洁，符合要求。洗手，戴口罩。
2. 物品准备 治疗车上层放置无菌咽拭子培养管、酒精灯、火柴、压舌板（必要时使用）、手电筒、化验单、快速手消毒剂，以上物品符合要求，均在有效期内。治疗车下层放置生活垃圾桶、医疗废物桶。
【操作程序】
1. 携用物推车至患者床旁，操作者拿化验单与患者核对床号、姓名、病历号和腕带（请患者自己说出床号和姓名）。
2. 协助患者取安全舒适体位。
3. 点燃酒精灯，嘱患者张口发"啊"音，暴露咽喉，用培养管内的消毒长棉签擦拭两侧腭弓和咽、扁桃体上的分泌物。
4. 试管口在酒精灯火焰上消毒，然后将留取好标本棉签快速插入试管中，塞紧。
5. 再次核对患者床号和姓名。
6. 快速手消毒剂消毒双手，推车回治疗室，及时送检。
7. 洗手，按要求书写护理记录单。
【注意事项】
1. 避免交叉感染。
2. 做真菌培养时，须在口腔溃疡面上采集分泌物。

3. 注意棉签不要触及其他部位，防止污染标本，影响检验结果。

4. 避免在进食后 2 小时内留取标本，以防呕吐。

第四节　痰标本采集

【目的】

1. 常规痰标本　检查痰液中的细菌、虫卵或癌细胞等。

2. 痰培养标本　检查痰液中的致病菌，为选择抗生素提供依据。

3. 24 小时痰标本　检查 24 小时的痰量，并观察痰液的性状，协助诊断或作浓集结核杆菌检查。

【评估】

1. 评估患者

（1）双人核对医嘱。核对化验条码后贴在标本瓶上。

（2）评估患者的年龄、病情、治疗、排痰情况和配合程度。

（3）评估患者口腔黏膜有无异常。

（4）观察痰液的颜色、性质、量、分层、气味、黏稠度和有无肉眼可见的异常物质等。

（5）向患者解释操作目的、方法、注意事项和指导患者配合。

2. 评估环境　安静整洁，宽敞明亮，必要时遮挡。

【操作前准备】

1. 人员准备　仪表整洁，符合要求。洗手，戴口罩。

2. 物品准备　治疗车上层放置根据检验目的的不同，准备痰盒或无菌痰盒、漱口溶液或广口大容量集痰瓶、漱口杯、快速手消毒剂。如患者无力咳嗽或不合作者，准备集痰器、吸引器、吸痰管、一次性无菌手套．以上物品符合要求，均在有效期内。治疗车下层放置生活垃圾桶、医疗废物桶。

【操作程序】

1. 携用物推车至患者床旁，操作者拿化验单与患者核对床号、姓名、病历号和腕带（请患者自己说出床号和姓名）。

2. 协助患者取安全舒适体位。

3. 收集痰标本

（1）常规标本

1）自行咳痰采集法：晨痰为佳，用冷开水漱口，深吸气数次后用力咳出气管深部痰液置于痰盒中，标本量不少于 1ml，痰量少或无痰患者可用 10% 盐水雾化吸入后，将痰液咳出。

2）无力咳痰或不合作者：取合适体位，叩击胸背部，集痰器分别连接吸引器和吸痰管吸痰，置痰液于集痰器中。

（2）痰培养标本

1）自行咳痰采集法：晨起、漱口，深呼吸数次后用力咳出气管深处的痰液置于无菌痰盒。

2）无力咳痰或不合作者：取合适体位，叩击胸背部，集痰器分别连接吸引器和吸痰管吸痰，置痰液于集痰器中。

（3）24 小时痰标本

1）晨起（7 时）漱口后第一口痰起至次晨（7 时）漱口后第一口痰止。在广口集痰瓶内加入少量清水。患者起床后漱口后第一口痰液开始留取，至次日晨起床后最后一口痰结束，全部痰液留入集痰瓶内，记录痰标本总量、外观和性状。

2）无力咳痰或不合作者：患者取适当半卧位，先叩击患者背部，然后将集痰器与吸引器连接，抽取痰液 2~5ml 于集痰器内。

4. 再次核对患者床号和姓名。

5. 快速手消毒剂消毒双手，推车回治疗室，及时送检。

6. 洗手，按要求书写护理记录单。

【注意事项】

1. 除 24 小时痰培养标本外，痰液收集时间宜选择在清晨。

2. 查痰培养和肿瘤细胞的标本应及时送检。

3. 避免在进食后 2 小时内留取咽拭子，以防呕吐，棉签不要触及其他部位以免影响检验结果。

4. 告知患者避免唾液、漱口水、鼻涕等混入痰中。

第五节　尿培养标本采集

【目的】

明确尿液中致病菌，为临床诊断和治疗提供依据。

【评估】

1. 评估患者

（1）双人核对医嘱。

（2）核对患者床号、姓名、病历号和腕带（请患者自己说出床号和姓名）。

（3）评估患者病情和年龄、临床诊断、意识状态和配合能力。

（4）评估患者排尿时间和次数，目前是否使用抗生素。

（5）向患者解释操作目的、方法、注意事项和指导患者配合。

2. 评估环境　安静整洁，宽敞明亮，必要时遮挡。

【操作前准备】

1. 人员准备 仪表整洁，符合要求。洗手，戴口罩。

2. 物品准备 治疗车上层放置碘伏、无菌治疗盘、棉球、无菌标本瓶、酒精灯、火柴、持物钳、一次性手套，以上物品符合要求，均在有效期内。治疗车下层放置生活垃圾桶、医疗废物桶。

【操作程序】

1. 携用物推车至患者床旁，操作者拿化验单与患者核对床号、姓名、病历号和腕带（请患者自己说出床号和姓名）。

2. 嘱患者用清水、肥皂清洁外阴。

3. 用0.05%碘伏溶液将无菌治疗盘中的棉球浸湿，放置于无菌盘中备用。

4. 携用物推车至患者床旁，核对患者核对床号、姓名、病历号和腕带（请患者自己说出床号和姓名）。

5. 护士关闭门窗，拉好隔帘，注意患者隐私。

6. 嘱患者平卧位，双腿屈起外展暴露会阴部。护士为患者进行局部消毒2次，并注意患者保暖。

7. 点燃酒精灯，护士带一次性手套用持物钳夹住无菌标本瓶消毒标本瓶口，嘱患者排一部分尿于便盆中，护士持无菌瓶留取患者中段尿液，尿量大于10ml。燃烧瓶口消毒后盖紧瓶盖，立即送检。

8. 安置好患者，协助患者穿衣保暖。

9. 快速手消毒剂消毒双手，推车回治疗室，整理用物，及时送检。

【注意事项】

1. 严格执行无菌操作。

2. 尿液收集要新鲜，放置时间不宜超过1小时，否则细菌大增，出现假阳性。

3. 膀胱内尿液停留时间短（<6小时），或饮水太多，稀释了尿中细菌，影响了结果的正确性。

4. 中段尿收集不符合标准，外阴消毒对尿培养影响很大，消毒液过多而混入尿标本，抑制了细菌生长，出现假阴性结果，留取尿液时瓶口不要被会阴部皮肤污染。

5. 尿培养前曾使用抗菌药物，可出现假阴性。

6. 采集尿液，最好留清晨第一次尿液。

参考文献

1. 王建荣. 输液治疗护理实践指南与实施细则. 北京：人民军医出版社，2009
2. 王少华. 肿瘤内科护士安全用药操作指南. 北京：人民卫生出版社，2010
3. 中华人民共和国卫计委，中国人民解放军总后勤部卫生部. 临床护理实践指南 2011 版. 北京：人民军医出版社，2011
4. 中华医学会. 临床护理技术操作规范护理分册. 北京：人民军医出版社，2005
5. 冯雁，杨顺秋，金丽芬. 新编临床常用 50 项护理技术. 北京：军事医学科学出版社，2012
6. 乔爱珍，苏迅. 外周中心静脉导管技术与管理. 北京：人民军医出版社，2010
7. 刘志雄，王卫青，雷铭. 实用骨科护理手册. 北京：北京科技出版社，2008
8. 何国平，喻坚. 实用护理学. 北京：人民卫生出版社，2006
9. 何玉莲. 最新泌尿外科临床护理精细化操作与优质护理服务规范化管理及考评指南. 北京：人民卫生出版社，2011
10. 邱海波，黄英姿. ICU 监测与治疗技术. 上海：上海科学技术出版社，2009
11. 张怡泓，石虹，陈璐. 临床护理实践指南. 北京：人民军医出版社，2011
12. 李小寒，尚少梅. 基础护理学. 北京：人民卫生出版社，2006
13. 李俊英，罗艳丽，余春华. 外周中心静脉导管技术的临床应用. 北京：科学出版社，2013
14. 李淑迦，黄人健. 临床医疗护理常规. 北京：中国协和医科大学出版社，2003
15. 杜艳英，高竞生. 实用临床护理操作指南. 北京：北京大学医学出版社，2010
16. 陈永生. 呼吸系统疾病咳嗽咳痰的护理//北京市卫生局. 临床医疗护理常规 2002 版. 北京：中国协和医科大学出版社，2002
17. 林静，潘杰. 专科护理技术操作规程. 北京：人民军医出版社，2012
18. 尚少梅，代亚丽. 护理学基础. 北京：北京大学医学出版社，2008
19. 胡爱玲，郑美春，李伟娟. 现代伤口与肠造口临床护理实践. 北京：中国协和医科大学出版社，2010
20. 姜安丽. 新编护理学基础. 北京：人民卫生出版社，2012
21. 查庆华，彭晓琼. 泌尿外科护理基本知识与技能 720 问. 北京：科学出版社，2010
22. 高小雁. 骨科用具护理指南. 北京：人民卫生出版社，2013
23. 高小雁. 骨科护理必备. 北京：北京大学医学出版社，2012
24. 高小雁，董秀丽，鲁雪梅，等. 骨科临床护理思维与实践. 北京：人民卫生出版社，2012

25. 钱晓路. 临床护理技术操作规程. 北京：人民卫生出版社，2011

26. 徐小元. 传染病学. 北京：人民卫生出版社，2011

27. 徐波. 肿瘤护理学. 北京：人民卫生出版社，2008

28. 黄金，姜冬九. 新编临床护理常规. 北京：人民卫生出版社，2011

29. 曹伟新，李乐之. 外科护理学. 第4版. 北京：人民卫生出版社，2006

30. 韩杰. 眼耳鼻咽喉头颈外科特色护理技术. 北京：科学技术文献出版社，2011

31. 路潜，李建民. 外科护理学. 北京：北京大学医学出版社，2006

32. 输液护理学会. 输液护理操作指南. 北京：输液护理学会杂志，2011

33. 中华人民共和国国家和计划生育委员会 WS/T. 静脉治疗护理技术操作规范，2014

34. 美国心脏协会（AHA）心肺复苏（CPR）及心血管急救（ECC）指南，2010

58检